临床常用护理操作技术并发症的预防与处理

谭 创 杨东华 主 编

湖南师范大学出版社
·长沙·

图书在版编目（CIP）数据

临床常用护理操作技术并发症的预防与处理／谭创，杨东华主编. —长沙：湖南
师范大学出版社，2023.11
ISBN 978 - 7 - 5648 - 4891 - 0

Ⅰ.①临… Ⅱ.①谭… ②杨… Ⅲ.①护理—操作—并发症—预防（卫生）②护
理—操作—并发症—处理 Ⅳ.①R472

中国国家版本馆 CIP 数据核字（2023）第 063237 号

临床常用护理操作技术并发症的预防与处理

Linchuang Changyong Huli Caozuo Jishu Bingfazheng de Yufang yu Chuli

谭　创　杨东华　主编

◇出 版 人：吴真文
◇策划组稿：李　阳
◇责任编辑：李健宁　朱建国
◇责任校对：唐言晴　蒋旭东
◇出版发行：湖南师范大学出版社
　　　　　　地址/长沙市岳麓区　邮编/410081
　　　　　　电话/0731 - 88873071　0731 - 88873070
　　　　　　网址/https：//press. hunnu. edu. cn
◇经销：新华书店
◇印刷：湖南省美如画彩色印刷有限公司
◇开本：787 mm×1092 mm　1/16
◇印张：9.75
◇字数：200 千字
◇版次：2023 年 11 月第 1 版
◇印次：2023 年 11 月第 1 次印刷
◇书号：ISBN 978 - 7 - 5648 - 4891 - 0
◇定价：49.00 元

凡购本书，如有缺页、倒页、脱页，由本社发行部调换。
投稿热线：0731 - 88872256　微信：ly13975805626　QQ：1349748847

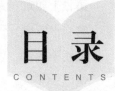

目　录
CONTENTS

上编　一般护理技术操作并发症的预防与处理规范

第一章　体温测量常见并发症的预防与处理规范 ………………………（003）

第二章　床上擦浴常见并发症的预防与处理规范 ………………………（006）

第三章　口腔护理常见并发症的预防与处理规范 ………………………（007）

第四章　会阴护理常见并发症的预防与处理规范 ………………………（009）

第五章　床上洗头常见并发症的预防与处理规范 ………………………（011）

第六章　卧床患者更换床单常见并发症的预防与处理规范 ……………（012）

第七章　轮椅和平车使用常见并发症的预防与处理规范 ………………（013）

第八章　患者受约束时常见并发症的预防与处理规范 …………………（015）

第九章　口服给药常见并发症的预防与处理规范 ………………………（016）

第十章　皮内注射常见并发症的预防与处理规范 ………………………（018）

第十一章　皮下注射常见并发症的预防与处理规范 ……………………（021）

第十二章　肌肉注射常见并发症的预防与处理规范 ……………………（024）

第十三章　静脉注射常见并发症的预防与处理规范 ……………………（027）

第十四章　密闭式静脉输液常见并发症的预防与处理规范 ……………（029）

第十五章　静脉留置针输液常见并发症的预防与处理规范 ……………（032）

第十六章　密闭式静脉输血常见并发症的预防与处理规范 ……………（035）

第十七章　静脉血液标本采集常见并发症的预防与处理规范 …………（039）

第十八章　血气分析标本采集常见并发症的预防与处理规范 …………（041）

第十九章　氧气吸入操作常见并发症的预防与处理规范 ………………（043）

第二十章　雾化吸入常见并发症的预防与处理规范 ……………………（045）

第二十一章　吸痰常见并发症的预防与处理规范 ………………………（047）

第二十二章 导尿常见并发症的预防与处理规范 …………………… (049)

第二十三章 留置导尿管常见并发症的预防与处理规范 …………… (051)

第二十四章 大量不保留灌肠常见并发症的预防与处理规范 ……… (054)

第二十五章 胃肠减压常见并发症的预防与处理规范 ……………… (056)

第二十六章 更换引流装置常见并发症的预防与处理规范 ………… (057)

第二十七章 物理降温常见并发症的预防与处理规范 ……………… (059)

第二十八章 热水袋使用常见并发症的预防与处理规范 …………… (061)

中编　专科护理技术操作并发症的预防与处理规范

第一章 毛细血管血糖监测常见并发症的预防与处理规范 ………… (065)

第二章 胰岛素注射常见并发症的预防与处理规范 ………………… (067)

第三章 肠内营养护理常见并发症的预防与处理规范 ……………… (070)

第四章 造口护理常见并发症的预防与处理规范 …………………… (073)

第五章 密闭式胸腔引流术常见并发症的预防与处理规范 ………… (078)

第六章 密闭式膀胱冲洗术常见并发症的预防与处理规范 ………… (081)

第七章 "T"型引流管常见并发症的预防与处理规范 ……………… (084)

第八章 脑室引流管常见并发症的预防与处理规范 ………………… (085)

第九章 阴道灌洗常见并发症的预防与处理规范 …………………… (088)

第十章 脐部护理常见并发症的预防与处理规范 …………………… (090)

第十一章 新生儿沐浴常见并发症的预防与处理规范 ……………… (092)

第十二章 新生儿暖箱使用常见并发症的预防与处理规范 ………… (094)

第十三章 新生儿光照疗法常见并发症的预防与处理规范 ………… (096)

第十四章 新生儿抚触常见并发症的预防与处理规范 ……………… (099)

第十五章 中药直肠滴入常见并发症的预防与处理规范 …………… (101)

第十六章 中药熏洗常见并发症的预防与处理规范 ………………… (103)

第十七章 穴位注射常见并发症的预防与处理规范 ………………… (104)

第十八章 红外线治疗常见并发症的预防与处理规范 ……………… (107)

第十九章 气压治疗常见并发症的预防与处理规范 ………………… (108)

第二十章 经外周静脉置入中心静脉导管常见并发症的预防与处理规范 … (110)

第二十一章 血液透析常见并发症的预防与处理规范 ……………… (114)

下编 急危重症护理技术常见并发症的预防与处理规范

第一章 成人基础生命支持并发症的预防与处理规范 …………………………（125）

第二章 胸外心脏非同步电复律（电除颤）并发症的预防与处理规范 ……（127）

第三章 心电监护常见并发症的预防与处理规范 …………………………（129）

第四章 中心静脉压监测常见并发症的预防与处理规范 …………………（131）

第五章 微量注射泵操作常见并发症的预防与处理规范 …………………（134）

第六章 全自动洗胃机洗胃常见并发症的预防与处理规范 ………………（137）

第七章 机械通气治疗常见并发症的预防与处理规范 ……………………（141）

第八章 简易呼吸器使用常见并发症的预防与处理规范 …………………（147）

参考文献 …………………………………………………………………（149）

上编　一般护理技术操作并发症的预防与处理

第一章　体温测量常见并发症的预防与处理规范

一、体温计破损

（一）预防

（1）护士测体温前，确认体温表无破损、水银柱在35℃以下。

（2）对于神志清醒的患者，测口温时叮嘱其勿说话、用鼻呼吸，勿咬破体温计。

（3）对于婴幼儿、危重患者、躁动或精神异常患者，测腋温或肛温时，应有专人守护。

（二）处理

（1）测口温时，若患者不慎咬破体温计，首先应及时清除玻璃碎屑，以免损伤唇、舌、口腔、食管、胃肠道黏膜，并检查患者是否吞入水银。

（2）嘱患者漱口吐出。

（3）如有吞入，立即给患者吞服蛋清或牛奶，延缓汞的吸收。若病情允许，可食用粗纤维食物，加速汞的排出。

二、皮肤破损

（一）预防

（1）使用肛温表测量时，必须用石蜡油润滑。

（2）有痔疮的患者测量肛温时，动作宜缓慢，可旋转肛温表缓慢送入。

（3）操作规范（婴幼儿可取仰卧位，护士一手握住双踝，提起双腿，另一手将已润滑的肛温表插入），严禁强行插肛温表。

（二）处理

（1）检查局部皮肤破损情况。

（2）用络合碘局部消毒，必要时可用莫匹罗星软膏涂擦。

三、汞泄漏

（一）预防

（1）强化护士职业安全意识，定期对护士进行预防汞泄漏的重要性及标准安全工作流程等培训，把预防汞泄漏纳入护理风险管理。

（2）推荐使用电子体温计，尤其是测量口温和肛温时不使用汞式体温计。

（3）使用汞式体温计的科室，应配备体温计甩降器和汞泄漏处置包（内备有防护口罩、乳胶手套、防护围裙或防护服、鞋套、硫磺粉、三氯化铁、小毛笔及收集汞专用密闭容器）等。

（4）规范汞式体温计的使用：

①盛放体温计的容器应放在固定的位置，容器表面应光滑无缝隙，垫多层塑料膜，不垫纱布，以便于观察和清理泄漏的汞。

②使用体温计前应检查有无裂缝、破损，禁止将体温计放在热水中清洗，以免引起爆炸。

③使用体温计过程中要防止损坏，甩体温计时勿碰触硬物，测量体温时应详细告知患者使用体温计的注意事项和汞泄漏的危害，用毕及时收回。

④婴幼儿和神志不清患者禁止测量口温，测量肛温或腋温时护士应守在床旁并及时收回体温计。

（二）处理

（1）人员管理

一旦发生汞泄漏，室内人员应转移到室外，如果有皮肤接触，立即用水清洗。开窗通风，关闭室内所有热源。

（2）收集漏出汞滴

穿戴防护用品，如戴防护口罩、乳胶手套，穿防护围裙或防护服、鞋套。用一次性注射器抽吸泄漏的汞滴，也可用纸卷成筒回收汞滴，放入盛有少量水的容器内，密封好并注明"废弃汞"字样，送医院专职管理部门处理。

（3）处理散落汞滴

对散落在地缝内的汞滴，取适量硫磺粉覆盖，保留 3 小时，硫和汞能生成不易溶于水的硫化汞；或用 20% 三氯化铁 5~6 g 加水 10 mL，使其呈饱和状态，然后用毛笔蘸其溶液在汞残留处涂刷，生成汞和铁的合金，消除汞的危害。

（4）处理污染房间

关闭门窗，用碘 1 g/m³ 加乙醇点燃熏蒸或用碘 0.1 g/m³ 撒在地面 8～12 小时，使其挥发的碘与空气中的汞生成不易挥发的碘化汞，可以降低空气中汞蒸气的浓度。熏蒸结束后开窗通风。

第二章 床上擦浴常见并发症的预防与处理规范

一、感冒

（一）预防

（1）操作前评估病室环境，关闭门窗，调节室温在24℃以上，操作中注意保暖。

（2）操作时毛巾拧干，避免毛巾过湿浸湿盖被及衣物，如有打湿及时更换。天冷时可在盖被内操作，保持擦浴中毛巾温度。

（3）操作中减少身体不必要的暴露，及时为患者盖好浴毯，通常于15～30分钟内完成擦浴。

（4）操作后及时擦干皮肤并穿衣盖被。

（二）处理

出现感冒症状，多饮水，遵医嘱服药。

二、引流管脱出

（一）预防

（1）进行床上擦浴前，先妥善移动管路后再翻身进行擦浴，避免牵拉引流管。

（2）擦浴过程中观察引流管情况，有异常情况及时处理。

（3）擦浴完成后按照病情需求将引流管放功能位置。

（二）处理

（1）一旦发生引流管脱落，安抚患者，通知医师，协助进一步处理。

（2）严密观察生命体征及局部症状，做好记录。

第三章　口腔护理常见并发症的预防与处理规范

一、窒息呛咳

（一）预防

（1）协助患者侧卧或仰卧，头偏向一侧，面向护士。

（2）意识不清者禁止漱口。操作时用血管钳夹紧棉球，每次1个，操作前后仔细清点棉球数量，防止棉球遗漏在患者口腔内。

（3）保持棉球湿度适宜，以棉球不能挤出液体为宜，防止因水分过多造成误吸。

（4）有活动性义齿者，取下义齿并用冷水刷洗，浸于冷水中备用。

（5）有条件者可使用一次性负压吸引牙刷刷牙。

（二）处理

（1）立即呼救，报告医师。

（2）用手、血管钳、吸引器等取出异物。

（3）给患者取头低足高位，拍背、开放气道、给氧，必要时人工呼吸等抢救。

二、黏膜损伤

（一）预防

（1）擦洗动作轻柔，正确夹取棉球，血管钳尖端用棉球包裹，避免钳端直接触碰黏膜及牙龈。对凝血功能障碍、放射治疗的患者应特别注意。

（2）开口器应从臼齿处放入，牙关紧闭者不可使用暴力使其张口。

（3）成人经口气管插管机械通气的患者，口腔护理应首选冲洗结合刷洗法，对于Ⅱ级及以上口腔黏膜炎、有出血或出血倾向的患者，宜选择冲洗结合擦拭法。

（二）处理

（1）损伤黏膜处出血者立即止血。

（2）保护受损黏膜（如西瓜霜喷剂等）。

（3）口唇干燥者局部涂石蜡油。

三、吸入性肺炎

（一）预防

（1）为昏迷、吞咽功能障碍的患者进行口腔护理时，应抬高床头≥30°~45°，头偏向操作者，便于分泌物及多余水分从口腔内流出，禁漱口。

（2）棉球不可过湿，以不能挤出液体为宜，防止因水分过多造成误吸。

（二）处理

（1）采取坐位或半坐位有助于改善呼吸和减少咳嗽，避免误吸。

（2）根据病情选择合适的止咳、祛痰药物，并积极抗感染治疗，结合相应的临床表现对症处理。

（3）采取包括深呼吸、有效咳嗽、胸部叩击、体位引流和机械排痰等物理治疗措施。

第四章　会阴护理常见并发症的预防与处理规范

一、感染

（一）预防

（1）进行会阴护理时每擦洗一处应变换毛巾部位。如用棉球擦洗，每擦洗一处应更换一个棉球。

（2）操作轻柔，顺序清楚，按照污染最小部位至污染最大部位的顺序清洁，避免交叉感染。

（3）如患者有会阴部或直肠手术，应使用无菌棉球擦净手术部位及会阴部周围皮肤。

（4）留置导尿管者，按操作要求及无菌原则做好留置导尿管的清洁与护理。

（5）女患者月经期宜采用会阴冲洗。

（二）处理

（1）多饮水。

（2）出现感染症状时，遵医嘱使用抗菌药物。

二、会阴黏膜损伤

（一）预防

（1）操作规范，动作轻柔，使用止血弯钳，弧形端朝患者，避免止血钳直接接触会阴部。

（2）妥善安置导尿管和引流管，避免过度牵拉。

（3）对意识障碍或配合差的患者适当进行约束。

（二）处理

发生尿道黏膜损伤时，报告医师协助处理。

三、烫伤

（一）预防

会阴部冲洗前，根据患者病情选择冲洗液，温度适中，以不超过40℃为宜。

（二）处理

发生烫伤后，保护创面，密切观察，遵医嘱予以治疗。

第五章 床上洗头常见并发症的预防与处理规范

一、感冒

（一）预防

（1）操作前评估病室环境，注意调节室温和水温，操作后及时擦干头发。

（2）洗头时应确保患者安全、舒适及不影响治疗为原则。避免打湿衣物和床铺，如打湿应及时更换。

（二）处理

出现感冒症状时，多饮水，遵医嘱服药。

二、眼睛、耳朵进水

（一）预防

（1）操作前备好眼罩或纱布、耳塞或棉球（以不吸水棉球为宜）。

（2）操作规范，动作轻柔，操作过程中注意保持患者舒适体位，眼罩或纱布遮盖双眼，耳塞或棉球塞好双耳，避免水进入患者的眼睛和耳朵。

（二）处理

（1）水入眼睛，立即用毛巾轻压眼睛，不能搓揉，一般数分钟后会好转。

（2）水入耳朵，可用干棉签轻轻擦拭。

第六章 卧床患者更换床单常见并发症的预防与处理规范

一、感冒

(一) 预防

(1) 操作前评估病室环境，关闭门窗，按季节调节室内温度，操作中注意保暖。

(2) 操作者动作轻柔，符合操作原则。

(二) 处理

出现感冒症状，指导患者多喝水，遵医嘱服药。

二、坠床

(一) 预防

(1) 操作者正确评估患者情况，拉好护栏，取舒适体位。

(2) 动作轻柔，操作规范。

(二) 处理

如发生意外坠床，立即就地抢救，检查患者全身情况，密切观察生命体征。

三、引流管脱出

(一) 预防

翻动患者前，应妥善固定各引流管，根据患者病情选择夹闭或保持引流状态。

(二) 处理

发生脱管后，立即报告医师，根据各管道功能分别处理。

第七章　轮椅和平车使用常见并发症
的预防与处理规范

一、跌倒或坠床

（一）预防

（1）操作者需掌握轮椅、平车使用方法，能正确使用。

（2）每次使用前认真检查各部件性能，对在使用中出现故障的轮椅和平车，应及时报修。

（3）患者上下平车或轮椅前先拉闸制动。

（4）搬运前正确评估患者意识状态、体重、病情与躯体活动能力以及合作程度，选择合适的搬运法，多人搬运时，动作协调统一。

（5）搬运患者时尽量让患者靠近搬运者，动作轻稳，运送途中系好安全带。

（6）评估选择运送路线，避免坑洼不平的路面。

（7）使用轮椅上下坡时，指导患者抓紧轮椅扶手，身体尽量靠后，勿向前倾或自行下车，以免跌倒，下坡时减慢速度。过门槛时翘起前轮，使患者的头、背后倾以防发生意外。进电梯时工作人员先行，以后退方式将轮椅拉入电梯。

（8）平车使用时，必须拉起护栏，嘱患者抓紧扶手，患者的头部置于平车的大轮端。推行中，平车小轮端在前，速度不可过快。平车运送时护士站于患者头侧，便于观察病情。上下坡时应使患者头部置于高处一端，以减轻颠簸和不适。

（二）处理

（1）患者发生跌倒或坠床，应立即报告医师，停止运送。

（2）协助评估患者意识、受伤部位、全身情况等，初步认定伤情，及时处理。

二、擦伤

（一）预防

（1）转运前告知患者操作目的、方法，取得配合。

（2）转运患者时动作轻柔，避免拖、拉、推等动作。

（3）进出门时，避免碰撞房门。

（二）处理

（1）皮肤擦伤后，伤口予以清创处理，预防感染发生，每天可使用络合碘局部消毒，必要时用莫匹罗星软膏涂擦，或使用保湿敷料加速伤口愈合。

（2）注意保持创面干燥、清洁。

第八章　患者受约束时常见并发症的预防与处理规范

一、皮肤破损

（一）预防

（1）操作前评估患者意识状态、肢体活动及约束部位皮肤情况，并告知患者或家属，取得同意与配合。

（2）选用合适的约束带，依据最小化约束原则操作，腕部或者踝部需用棉垫包裹。做到随时评价，短期使用，如非必须使用，则尽可能不用。

（3）注意观察约束部位的皮肤情况。

（二）处理

（1）遵医嘱局部用药，密切观察，防止伤口感染。

（2）避免在破损皮肤上使用约束带。

二、肢体缺血坏死

（一）预防

（1）随时观察皮肤颜色、温度、感觉、局部血运等情况。每15分钟观察一次，一旦出现并发症，及时通知医师，必要时进行局部按摩，促进血液循环。

（2）定时更换约束部位或每2小时松解约束带一次，加强交接班管理，注意保暖。

（3）约束带固定松紧适宜，以能容纳1~2横指为宜。

（4）在约束期间保证肢体处于功能位，保持适当的活动度。

（5）肢体约束时，将保护带打成双套结，使之不松脱，避免打死结。

（二）处理

（1）松解约束带，观察皮肤颜色、温度、感觉、局部血运等情况。

（2）必要时请外科会诊。

第九章　口服给药常见并发症的预防与处理规范

一、给药错误

（一）预防

（1）加强工作责任心，认真执行"三查八对"。

（2）认真做好交接班工作。

（3）加强学习，掌握各类药物的性质及使用注意事项。

（二）处理

（1）发现给药错误，如患者未服，立即收回所发药物。

（2）如患者已经服用，应立即了解所服药物的名称及药理作用，根据情况予对症处理，将损害降至最低。

（3）做好患者和家属的沟通解释工作。

二、药物中毒

（一）预防

（1）护士应加强用药宣教，增强工作责任心。

（2）发放口服药时，须做到看服到口。如患者不在或因故暂不能服药，不能将药物放在床边，应将药物收回保管，适时再发或交班。

（3）对有自杀倾向的患者，加强药品管理。

（二）处理

（1）根据患者情况予以催吐、洗胃等急救处理。

（2）根据药物的性质、患者的症状予以对症治疗。

三、药物过敏

（一）预防

（1）口服给药前仔细检查药物的名称、剂量、质量及服药时间，标签不清、颜色发霉、变质有异味或超过有效期的药物严禁服用。

（2）认真询问药物过敏史，叮嘱按时服药，剂量要准确。

（3）熟悉与致敏药物结构相近的药物，尽量避免使用，以防出现交叉过敏。

（4）在服用口服药过程中，不同个体对同一剂量的相同药物有不同反应，要重视患者的叙述，做到看服到口，认真观察用药后反应。

（二）处理

（1）症状轻者，通知医师，遵医嘱停用一切可疑的致敏药物。

（2）出现过敏性休克者，通知医师，遵医嘱停用一切可能致敏的药物，平卧，就地抢救，开放气道，做好气管切开准备，遵医嘱用药，必要时实施心肺复苏。

（3）严密监测生命体征并记录，在病历上注明过敏的药物名称。

第十章　皮内注射常见并发症的预防与处理规范

一、疼痛

（一）预防

（1）向患者说明注射的目的，取得患者配合。

（2）正确选择溶媒对药物进行溶解，准确配制药液，避免药液浓度过高对机体造成刺激。

（3）可选用神经末梢分布较少的部位进行注射。选取前臂掌侧下段做皮内注射，可减轻疼痛。

（4）熟练掌握注射技术，与皮肤呈5°刺入皮内，准确注入药液（β内酰胺类抗菌药物注入0.02 mL~0.03 mL药液）。

（5）选择一次性1 mL无菌注射器进行注射。

（6）在皮肤消毒剂待干后再进行注射。

（二）处理

对剧烈疼痛者，给予止痛剂对症处理；发生晕针或虚脱者，通知医师，遵医嘱对症处理。

二、局部组织反应

（一）预防

（1）避免使用对组织刺激性较强的药物。

（2）正确配制药液，推注准确的药液剂量。

（3）严格执行无菌操作。

（4）让患者了解皮内注射的目的，叮嘱不可随意搔抓或揉按局部皮丘，如有异常或不适，立即告知医护人员。

（5）详细询问患者药物过敏史，避免使用可引起机体过敏反应的药物。

（二）处理

（1）对已发生局部组织反应者，对症处理，预防感染。

（2）对局部皮肤瘙痒者，嘱患者勿抓、挠，用0.5%碘伏溶液外涂；局部皮肤有水疱者，先用0.5%碘伏溶液消毒，再用无菌注射器将水疱内的液体抽出（注射部位若出现溃烂、破损，予外科换药处理）。

三、注射失败

（一）预防

（1）认真做好解释工作，取得患者配合。

（2）对注射不合作者，要充分约束和固定肢体。

（3）充分暴露注射部位。

（4）提高注射技能，掌握正确注射的角度与力度。

（二）处理

对无皮丘或皮丘过小等注射失败情况，可重新选择部位进行注射。

四、过敏性休克

（一）预防

（1）注射前必须仔细询问患者有无药物过敏史，尤其是青霉素、链霉素等易引起过敏的药物，如有过敏史者则停止该项试验。有其他药物过敏史或变态反应疾病史者应慎用。确认患者进食情况，不宜在患者空腹时进行皮试。

（2）正确配置皮试液。用"注射用青霉素G"或"青霉素G皮试制剂"稀释为500 U/mL的皮试液，头孢菌素加生理盐水稀释至2 mg/mL浓度配制成皮试液。

（3）正确使用皮肤消毒剂，对乙醇敏感的患者可选择其他无色消毒剂（季铵盐类、胍类等）进行皮肤消毒。

（4）嘱咐患者皮试后20分钟内不离开病室或注射室。注意观察患者有无异常反应，正确判断皮试结果，若结果为阳性者则不可使用（破伤风抗毒素除外，可采用脱敏注射）。

（5）皮试 15～20 分钟后正确判断皮试结果。β 内酰胺类抗菌药物皮试如皮丘较注射前的直径≥3 mm 应判断为皮试阳性，伴有红晕或痒感更支持阳性反应的判断。

（6）告知患者和家属皮试结果。如果皮试结果为阳性，立即报告医师，并在体温单、医嘱单、住院病历和床头卡上醒目注明。

（7）进行皮试时随时携带过敏抢救盒，内有 0.1% 盐酸肾上腺素、地塞米松注射液、盐酸异丙嗪注射液、纱布、棉签、砂轮、注射器等急救物品和药品。

（二）处理

一旦发生过敏性休克，立即组织抢救。

（1）发生过敏反应，立即停药（静脉给药者更换输液瓶及输液器），协助患者平卧，立即报告医师，就地抢救。

（2）深部肌肉注射 0.1% 盐酸肾上腺素 0.5 mL，小儿按 0.01 mg/kg 体重计算（单次最大剂量 0.3 mL）。如症状不缓解，每隔 15 分钟重复皮下或深部肌肉注射肾上腺素 0.5 mL，直至脱离危险期。

（3）保持气道通畅，吸氧，做好气管插管或切开的准备工作。如暂无条件建立人工气道，紧急情况下可先环甲膜穿刺。

（4）建立两条或者两条以上静脉通道，遵医嘱给予扩容药、呼吸兴奋剂、糖皮质激素、血管活性药物、抗组胺类药物等。

（5）发生呼吸、心跳骤停时立即就地实施心肺复苏术。

（6）密切观察病情，记录患者生命体征、神志和尿量的变化。

（7）抢救结束后 6 小时内完善抢救记录。

第十一章　皮下注射常见并发症的预防与处理规范

一、出血

（一）预防

（1）正确选择注射部位，避免刺伤血管。

（2）注射药物前回抽活塞，如无回血，缓慢注射药物。

（3）注射完毕后，按压注射部位。按压部位要准确，对凝血机制障碍者，适当延长按压时间。

（二）处理

（1）如针头刺破血管，立即拔针，按压注射部位，更换部位重新注射。

（2）拔针后针眼少量出血者，应按压注射部位至不出血为止。

二、皮下硬结

（一）预防

（1）选择适当的注射部位，避免在同一部位多次注射，避开瘢痕、炎症、皮肤破损处。

（2）正确掌握进针角度、注射深度。注射时，针头斜面向上，与皮肤呈30°～40°角迅速刺入皮下，深度约为针梗的1/2～2/3。注射完毕，用无菌干棉签轻压穿刺处，快速拔针后按压至不出血为止。

（3）注射后及时给予局部热敷或按摩，以促进局部血液循环，加速药物的吸收，防止硬结形成（注射胰岛素后，注射部位勿热敷、按揉，以免加速药物吸收，使胰岛素药效提前产生）。

（4）注射药量不宜过多，以少于 2 mL 为宜，推注速度要缓慢，用力要均匀，以减少对局部的刺激。

（5）严格执行无菌技术操作，防止微粒污染和注射部位感染。

（6）长期皮下注射者，应有计划地经常更换注射部位，防止局部产生硬结。

（7）过于消瘦者，护士可捏起局部组织，适当减小进针角度。

（二）处理

已形成硬结者，可选用以下方法外敷：

（1）用烧伤止痛膏外贴硬结处（孕妇忌用）。

（2）采用 50% 硫酸镁溶液进行外敷。

（3）必要时进行理疗促进药物吸收。

三、低血糖

（一）预防

（1）严格掌握给药剂量、时间、方法，严格执行技术操作规程，经常更换注射部位，对使用胰岛素的患者进行有关糖尿病知识、胰岛素注射的宣教，直到患者掌握为止。

（2）准确抽吸药液剂量。

（3）把握进针角度，保证针头 30°～40° 的角度刺入皮肤，避免误入肌肉组织。对于体质消瘦、皮下脂肪少的患者，应捏起注射部位皮肤，进针角度不超过 45°。

（4）推药前要回抽，无回血方可注射。

（5）注射后患者勿剧烈运动、按摩、热敷、日光浴、洗热水澡等。

（6）注射胰岛素后，密切观察患者情况。

（二）处理

如发生低血糖症状，立即监测血糖，同时口服糖水、糖块、馒头等易吸收的糖类食物（碳水化合物），严重者可静脉推注 50% 葡萄糖 40～60 mL。

四、针头弯曲或针体折断

（一）预防

（1）注射前做好患者的沟通解释工作，取得理解与配合。

（2）选择粗细合适、质量过关的一次性针头，严禁针头消毒后重复使用。

（3）选择合适的注射部位，不可在局部皮肤有硬结或瘢痕处进针。

（4）协助患者取舒适体位，操作人员注意进针手法、力度及方向。

（5）注射时，勿将针梗全部插入皮肤内，以防发生断针时处理难度增加。

（6）若出现针头弯曲，要寻找引起针头弯曲的原因，采取相应的措施，更换针头后重新注射。

（二）处理

（1）发现针头弯曲，应更换针头后注射。

（2）一旦发生针体断裂，医护人员要保持镇静，立即用一手捏紧局部肌肉，嘱患者放松，保持原体位，勿移动肢体或做肌肉收缩动作，迅速用止血钳将折断的针体拔出。若针体已完全没入体内，需在 X 线定位后通过外科医师手术将断裂针体取出。

第十二章　肌肉注射常见并发症的预防与处理规范

一、周围神经损伤

（一）预防

（1）正确定位注射部位，准确选择臀部、上臂部的肌肉注射，避开神经及血管。为儿童注射时，除要求进针准确外，还应注意进针的深度为 2.5 ~ 3 cm 并垂直进针；2岁以下婴幼儿不宜选用臀大肌注射，宜选取股外侧肌、臀中肌和臀小肌注射。

（2）正确掌握注射技术。

（3）注射药物应尽量选用刺激性小、等渗、pH 接近中性的药物。

（二）处理

（1）注意进针时患者有无疼痛、神经支配区麻木或反射性疼痛，如有这些症状，立即改变进针方向或停止注射。

（2）对中度以下不完全神经损伤部位可进行理疗、热敷，促进炎症消退和药物吸收，同时使用神经营养药物治疗，促进神经功能的恢复；对中度以上完全性神经损伤部位，则尽早进行手术探查，做神经松解术治疗。

二、疼痛

（一）预防

（1）正确选择注射部位，取舒适卧位。

（2）掌握无痛注射技术，同时注射 2 种以上药物时，先注射刺激性小的药物，再注射刺激性大的药物。

（3）配制药液时，浓度不宜过大，每次推注的药量不宜过多，推注速度不宜过快。

（4）经常更换注射部位。

（二）处理

（1）注射的过程中一边推注药物一边与患者交流，分散患者注意力，减轻疼痛。

（2）药量超过 2 mL 时，可分次注射。

（3）如出现晕针或虚脱者，予以相应处理。

三、局部或全身感染

（一）预防

（1）注意检查药液及注射器的质量、有效日期等，不使用过期产品。

（2）注射器及针头如有污染应立即更换。

（3）严格遵守无菌操作原则。

（二）处理

注射后观察局部情况及体温变化，出现局部感染遵医嘱对症处理，根据血培养及药物敏感试验给予抗感染治疗，必要时进行手术切开引流。

四、局部硬结

（一）预防

（1）对体质较差、局部循环不良者，注射后可进行局部热敷或用活血化瘀的中草药局部外敷，以促进药物吸收。

（2）注射难溶药物前，充分振荡、摇匀，使药物完全溶解后，再行注射。

（3）注射难吸收、刺激性较强的药物或给肥胖患者注射时，应进行深部肌肉注射。

（4）注射前评估患者注射部位皮下组织和肌肉的情况。

（5）长期注射的患者，应有计划地更换注射部位。

（二）处理

出现局部硬结时，教会患者热敷、理疗等处理方法，还可以使用喜疗妥、七叶皂苷凝胶外涂。

五、针眼渗液

（一）预防

（1）选择合适的注射部位。

（2）掌握正确的注射剂量，每次注射量以 2~3 mL 为宜，不宜超过 5 mL。

（3）每次操作更换部位，避免反复注射同一部位。

（4）注射后，及时热敷、按摩，以加速局部血液循环，促进药液吸收。

（二）处理

在注射刺激性药物时，应预防药物渗漏至皮下组织或表皮，以减轻疼痛及组织损伤。

六、过敏性休克

参照本篇第十章第四点过敏性休克的处理措施。

第十三章 静脉注射常见并发症的预防与处理规范

一、血肿

（一）预防

（1）选择型号适宜、无钩、无弯曲的锐利针头。

（2）熟练掌握穿刺技术，穿刺动作轻巧、稳、准。

（3）拔针后，不要立即在穿刺肢体的上方绑止血带。

（4）注射后禁止揉搓注射部位，重视对穿刺血管的按压。

（5）推注药液一旦发现推药阻力增加，应检查原因。

（二）处理

（1）若已有血液淤积皮下，早期予以冷敷，以减少出血。24 小时后，局部用 50% 硫酸镁湿热敷，每日 2 次，每次 20 分钟，以加速血肿吸收。

（2）若血肿过大难以吸收，可在常规消毒后，用注射器抽取不凝血或切开取血块。

二、静脉炎

（一）预防

（1）熟练掌握静脉穿刺技术，严格执行无菌技术操作。

（2）对血管有刺激性的药物，应充分稀释后再使用，并防止药液溢出血管外。

（3）要有计划地更换注射部位，保护静脉，延长其使用时间。

（二）处理

（1）若已发生静脉炎，应立即停止在此处静脉注射、输液，将患肢抬高，制动。局部视情况采用 50% 硫酸镁湿热敷（每日 2 次，每次 20 分钟）、冰敷或用超短波理疗

（每日 1 次，每次 15~20 分钟）；用中药如意金黄散局部外敷，可清热、除湿、疏通气血、止痛、消肿，使用后患者会感到清凉、舒适。

（2）如合并全身感染症状，遵医嘱给予抗菌药物治疗。

三、过敏性休克

参照本篇第十章第四点过敏性休克的处理措施。

第十四章 密闭式静脉输液常见并发症的预防与处理规范

一、发热反应

（一）预防

（1）输液前要认真检查药液的质量，输液用具的包装、灭菌日期及有效期等。

（2）严格执行无菌操作，重复穿刺要更换针头。

（3）避免反复静脉穿刺增加污染。

（二）处理

（1）发热反应轻者，应立即调慢输液速度或停止输液，并及时通知医师。

（2）发热反应严重者，要立即停止输液，并保留剩余的溶液和输液器，必要时送检验科做细菌培养，查找发热反应的原因。

（3）高热患者，给予物理降温，严密观察生命体征的变化，必要时遵医嘱给予抗过敏药物或激素治疗。

二、循环负荷过重反应（急性肺水肿）

（一）预防

输液过程中，应密切观察患者的情况，注意控制输液速度和输液量，尤其对儿童、老年人及心肺功能不全的患者更需慎重。

（二）处理

（1）如果发现患者出现呼吸困难的症状，应立即停止输液并迅速通知医师，保留静脉通道，密切监测生命体征，备好抢救车，进行紧急处理。如病情允许，可协助患者取端坐位，双腿下垂，以减少下肢静脉的回流，减轻心脏负担。同时要安慰患者以减轻其紧张心理。

（2）给予患者高流量氧气吸入，一般氧流量 6～8 L/min，以提高肺泡内压力，减少肺泡内毛细血管渗出液的产生；同时湿化瓶内加入 20%～30% 的乙醇溶液，以降低肺泡内泡沫表面的张力，使泡沫破裂消散，改善气体交换，减轻缺氧的症状。

（3）遵医嘱给予镇静、平喘、强心、利尿和扩张血管药物治疗，以稳定患者紧张情绪，扩张周围血管，加速液体排出，减少回心血量，减轻心脏负荷。

（4）必要时进行四肢轮轧。可用橡胶止血带或血压计袖带适当给四肢加压以阻断静脉血流，可以有效地减少回心血量。但加压时要确保动脉血仍可通过，并且每 5～10 分钟轮流放松一个肢体的止血带，待症状缓解后可逐渐解除止血带。

（5）静脉放血 200～300 mL 也是一种减少回心血量的最直接方法，但要慎用，贫血者忌采用。

三、静脉炎

（一）预防

（1）严格执行无菌技术操作。

（2）输入高浓度、刺激性强的药物时尽量选用粗血管，对血管壁有刺激性的药物应充分稀释后再应用。

（3）严格控制药物的浓度和输液速度，防止药液漏出血管外。

（4）要有计划地更换输液部位，以保护静脉。

（5）最好选用上肢静脉，尽量避免在瘫痪的肢体行静脉穿刺和补液。

（二）处理

（1）停止在此部位静脉输液，将患肢抬高，制动。局部可用 50% 的硫酸镁或 95% 的乙醇溶液进行湿热敷，每日 2 次，每次 20 分钟。

（2）超短波理疗，每日 1 次，每次 15～20 分钟。

（3）中药治疗，可将如意金黄散加醋调成糊状，外敷局部，每日 2 次，具有清热、止痛、消肿的作用。

（4）如合并全身感染，遵医嘱给予抗生素治疗。

四、空气栓塞

（一）预防

（1）输液前要认真检查输液器的质量，排尽输液导管内的空气。

（2）输液过程中加强巡视，并及时添加药液或更换输液瓶。输液完毕及时拔针。加压输液时要安排专人在旁边守护。

（3）拔出较粗的、近胸腔的深静脉导管后，须立即严密封闭穿刺点。

（二）处理

（1）如出现胸部异常不适或有胸骨后疼痛，应立即置患者于左侧卧位，并保持头低足高位。该体位有助于气体浮向右心室尖端，避免阻塞肺动脉入口，随着心脏舒缩，空气被血液打成泡沫，可分次少量进入肺动脉，最后逐渐被吸收。

（2）给予高流量吸氧，以提高患者的血氧浓度，纠正缺氧状态。

（3）有条件时可使用中心静脉导管抽出空气。

（4）严密观察患者的病情变化，有异常及时对症处理。

第十五章　静脉留置针输液常见并发症的预防与处理规范

一、静脉炎

（一）预防

（1）严格执行无菌技术操作，规范置管。

（2）对血管壁有刺激性的药物应充分稀释后使用，要放慢输液速度，防止药液漏出血管外。

（3）要有计划地更换输液部位，避免在下肢和关节部位穿刺。

（4）净化医疗单位环境。

（二）处理

（1）应拔除留置针，停止在炎性部位静脉输液，将患肢抬高，制动。

（2）24 小时内冷敷，24 小时后局部给予湿热敷。

（3）中药治疗。

（4）如合并感染，遵医嘱给予对症处理。

二、导管堵塞

（一）预防

（1）在静脉高营养输液后要彻底冲洗管道，每次输液完毕后正确封管，根据患者的具体情况，选择合适的封管液及其用量。

（2）注意药物配伍禁忌，以免引起液体或药物的沉积。

（二）处理

（1）静脉导管堵塞时，应分析堵塞原因，不能强行推注生理盐水。

（2）确认导管堵塞，立即拔除。

三、药物渗出与药物外渗

（一）预防

（1）选择粗直、血流丰富、无静脉瓣的血管进行留置针穿刺。

（2）避免在不完整的皮肤上和关节部位穿刺。

（3）规范置管操作，有效固定。

（4）合理选择输液用具。

（二）处理

（1）停止原部位输液，抬高患肢，及时通知医师，给予对症处理。

（2）回抽药液，以尽量减少药液在组织内的残留。

（3）观察渗出或外渗区域皮肤的颜色、温度、感觉等变化，以及患肢远端血运情况和关节活动度的情况并进行记录。

四、导管相关血流感染

（一）预防

（1）严格执行无菌技术操作。

（2）出现静脉炎征象，应及时更换外周静脉留置针。

（3）检查留置针穿刺部位，评估患者的病情、导管类型、留置时间及并发症等因素，尽早拔管。

（二）处理

（1）立即停止输液，拔除导管。

（2）留取血培养送检。

（3）遵医嘱对症处理并记录。

五、导管相关静脉血栓形成

（一）预防

（1）穿刺时尽量选择上肢粗、直的静脉，并注意保护血管，避免在同一部位反复穿刺。

（2）对长期卧床的患者，应尽量避免在下肢静脉使用静脉留置针，且留置的时间不宜过长。

（二）处理

（1）可疑导管相关静脉血栓形成时，应抬高患肢并制动，严禁热敷、按摩、受压，立即通知医生对症处理。

（2）观察留置管侧肢体肿胀、疼痛、皮肤颜色、温度、出血倾向及功能活动情况。

第十六章　密闭式静脉输血常见并发症的预防与处理

一、发热反应

（一）预防

严格管理血库保养液和输血用具，预防致热原，严格执行无菌技术操作。

（二）处理

（1）反应轻者减慢输血速度，可自行缓解症状。

（2）反应重者应立即终止输血，密切观察生命体征，及时通知医师并给予对症处理（发冷者注意保暖，高热时给予物理降温）。

（3）必要时遵医嘱给予解热镇痛药和抗过敏药，如异丙嗪或肾上腺皮质激素等。

（4）将输血器、剩余血连同贮血袋一并送检。

二、过敏反应

（一）预防

（1）正确管理血液和血制品。

（2）选用无过敏史的供血者。

（3）供血者在采血前4小时内不宜吃高蛋白和高脂肪食物，宜清淡饮食或饮糖水，以免血中含有过敏物质。

（4）有过敏史的患者，输血前根据医嘱给予抗过敏药物。

（二）处理

（1）轻度过敏反应，应减慢输血速度，给予抗过敏药物，如苯海拉明、异丙嗪或地塞米松，用药后可缓解症状。

（2）中、重度过敏反应时，立即停止输血，通知医师，根据医嘱皮下注射 1：1000 盐酸肾上腺素 0.5～1 mL 或静脉滴注氢化可的松或地塞米松等抗过敏药物。

（3）呼吸困难者给予氧气吸入，对严重喉头水肿者行气管切开。

（4）循环衰竭者及时给予抗休克治疗。

（5）密切监测患者生命体征变化。

三、急性/速发型溶血反应

（一）预防

（1）认真做好血型鉴定和交叉配血试验。

（2）输血前严格查对，杜绝差错事故发生。

（3）严格遵守血液保存、运送规则，不使用变质血液。

（二）处理

（1）立刻停止输血，通知医师。

（2）吸氧，建立静脉通道，遵医嘱给予升压药或其他药物治疗。

（3）将剩余血及患者血、尿标本送检。

（4）双侧腰部封闭，并用热水袋热敷双侧肾区，解除肾小管痉挛，以保护肾脏。

（5）碱化尿液，静脉注射 5% 碳酸氢钠，可增加血红蛋白在尿液中的溶解度，减少沉淀，避免阻塞肾小管。

（6）严密观察生命体征和尿量，留置导尿管，监测每小时尿量，做好记录。若发生肾衰竭，行腹膜透析或血液透析治疗。

（7）若出现休克症状，应进行抗休克治疗。

（8）做好心理护理，安慰患者，消除其紧张、恐惧心理。

四、与大量输血有关的反应

（一）循环负荷过重

（1）预防

①输血过程中，密切观察患者情况，依据输血指标控制输血量和输血速度，严重贫血者以输浓缩红细胞为宜。

②输血过程中应先慢后快，开始速度以 15～20 滴／分钟为宜，根据患者病情和年龄调整。

③合理控制输血速度：成人 40～60 滴／分钟，老年人或心功能较差者 20 滴／分钟，小儿酌减。

④大剂量输血时，需监测中心静脉压变化。

（2）处理

①如果发现患者有呼吸困难、胸闷、气促、咳嗽、咳泡沫液痰或泡沫样血痰等症状，应立即停止输血，通知医师紧急处理。

②如果病情允许，可协助患者取端坐位，两腿下垂，以减少下肢静脉回流，减轻心脏负担。同时安慰患者以减轻其紧张心理。

③高流量吸氧，使肺泡内氧分压增高，将血氧饱和度维持在 95% 以上，减轻缺氧症状。

④遵医嘱给予镇静、扩血管、强心、利尿、平喘类药物，以稳定患者紧张情绪，扩张周围血管，加速液体排出，减少回心血量，减轻心脏负荷，同时应密切观察病情并记录。

⑤心理护理，减轻患者的焦虑和恐惧。

（二）出血倾向

（1）预防

①大量输血前，应详细了解受血者的病情，包括其心、肺、肝、肾等重要器官的功能状态。

②做好交叉配血，短时间内输入大量库存血，应密切观察患者的意识、血压、脉搏等变化，注意皮肤、黏膜或手术伤口有无出血。

（2）处理

①严格掌握输血量，每输入 3～5 个单位库存血应补充 1 个单位新鲜血。

②根据凝血因子缺乏情况补充有关成分。

（三）枸橼酸钠中毒反应

（1）预防

①大量输血时，监测肝功能、血电解质、pH 等。

②大量输血时选用新鲜血液，必要时可输注洗涤红细胞。

（2）处理

遵医嘱，按照常规每输入库存血 1000 mL，静脉注射 10% 葡萄糖酸钙 10 mL，预防发生低血钙。

五、输血相关传染病

（一）预防

（1）提倡无偿献血、严格血液筛查。

（2）规范采供血和血液制品制备的操作规程。

（3）对血液制品进行病毒灭活。

（4）严格掌握输血适应证，提倡自体输血和成分输血。

（5）严格执行消毒隔离制度和《临床输血技术规范》。

（二）处理

（1）做好消毒隔离，加强职业防护。

（2）根据《传染病防治法》治疗和上报相应传染病。

六、其他反应

例如空气栓塞、细菌污染反应、体温过低、电解质紊乱等。因此，预防上述输血反应的关键是严格把握采血、贮血和输血操作的各个环节。

第十七章 静脉血液标本采集常见并发症的预防与处理规范

一、皮下出血

（一）预防

（1）采血完毕，用棉签按压穿刺点 2~3 分钟。

（2）拔针后按压方法：棉签与血管走行垂直按压。

（3）上衣衣袖过紧者，要脱衣袖后抽血。

（4）提高采血技术，进针手法需熟练。

（二）处理

早期冷敷，减轻局部充血和出血，3 天后可热敷加速皮下出血的吸收。

二、晕针或晕血

（一）预防

（1）做好解释工作，教会患者放松技巧。

（2）采血时与患者适当交谈，分散其注意力。

（3）熟练掌握操作技术，操作轻柔、准确，做到一针见血，减少刺激。

（二）处理

（1）发生晕针或晕血时，应立即停止采血，将患者迅速抬到空气流通处或进行吸氧。

（2）坐位患者立即改为平卧位，以增加脑部供血，指压或针刺人中、合谷。

（3）适当保暖，可口服热水或热糖水，数分钟后可自行缓解。

（4）老年或心脏病患者，应防止发生心绞痛、心肌梗死或脑部疾病等意外。

三、误抽动脉血

（一）预防

（1）准确掌握股静脉的解剖位置，股静脉在股动脉搏动内侧约 0.5 cm 处。

（2）掌握正确的穿刺方法：洗手后消毒液消毒左手食指和中指，在股三角区扪及股动脉搏动，用手指加以固定，右手持注射器，针头和皮肤呈直角或 45°，在股动脉搏动内侧 0.5 cm 处刺入，如抽出暗红色血，表示已达股静脉。

（二）处理

如抽出为鲜红色血液，则提示穿入股动脉，应立即拔针，加压止血 5～10 分钟，直至出血停止，再重新在对侧股静脉解剖位置进行抽血。

第十八章 血气分析标本采集常见并发症的预防与处理规范

一、皮下血肿

(一) 预防

(1) 掌握进针的角度和深度，避免在同一部位反复穿刺，穿刺时避免用力按压穿刺点上方肢体。

(2) 采血结束后局部加压止血 3～5 分钟，凝血功能差的患者按压时间延长至 10 分钟，按压期间不可揉搓。如为股动脉采血嘱患者勿过早下床活动，如压迫止血无效可加压包扎。

(二) 处理

(1) 血肿 24～48 小时内采用冷敷，48 小时后可热敷或用 50% 的硫酸镁湿热敷，这样可使血肿消退，减轻疼痛。

(2) 内服、外用活血化瘀的中药，以消除血肿。

(3) 喜辽妥外涂，也可用生土豆片外敷血肿、淤青部位。

二、感染

(一) 预防

(1) 穿刺时严格遵守无菌操作原则。

(2) 穿刺前认真选择血管，避免在有皮肤感染、疤痕的部位穿刺。

(二) 处理

感染后，除积极治疗外，还应根据医嘱使用抗感染药物。

三、动脉痉挛

（一）预防

（1）应避免在同一部位反复进退穿刺针。因动脉痉挛常发生在穿刺过程中，反复刺激会导致动脉外膜中交感神经过度兴奋，引起动脉壁平滑肌持续收缩，使血管呈条索状，导致血流不畅，抽吸无回血。

（2）穿刺前可在穿刺点上方行湿热敷使血管充分扩张，尤其是在天气寒冷、患者高度紧张状态下，穿刺时动作应轻柔，避免因寒冷及疼痛刺激的反射引起动脉痉挛。

（二）处理

（1）湿热敷，并配合轻柔按摩，同时密切观察肢端肤色、温度及动脉搏动情况。

（2）动脉痉挛一般在刺激解除后或对症处理后得到缓解。

四、血栓形成和栓塞

（一）预防

（1）穿刺前评估穿刺部位皮肤状况、动脉搏动情况、肢体活动能力，有效评估血液循环情况，避免血栓发生。

（2）尽快解除动脉痉挛，避免针头停留在血管内时间过长，血管内膜（内壁）被损伤导致血栓形成，血栓会逐渐增大阻塞整个管腔并形成血管栓塞。

（二）处理

遵医嘱给予药物抗凝或溶栓治疗。

第十九章 氧气吸入操作常见并发症的
预防与处理规范

一、氧中毒

(一) 预防

(1) 严格控制吸氧浓度，一般吸氧浓度不超过45%，避免长时间高浓度吸氧。

(2) 吸氧过程中，监测血气分析，动态观察氧疗效果。

(3) 告诫患者吸氧过程中勿自行调节氧流量。

(二) 处理

(1) 一旦患者出现胸骨下不适、疼痛、灼热感，继而出现呼吸增快、恶心、呕吐、烦躁等氧中毒表现，立即降低吸氧流量，报告医师，及时对症处理。

(2) 做好患者的心理护理。

二、肺不张

(一) 预防

(1) 预防呼吸道阻塞是防止肺不张的关键，鼓励患者深呼吸和咳嗽，促进痰液的排出，常改变卧位、姿势，防止分泌物堵塞。

(2) 密切观察患者有无烦躁不安、心率加快、血压升高、呼吸困难、发绀等表现。

(二) 处理

鼓励患者做深呼吸、多咳嗽，并报告医师，对症处理。

三、呼吸道分泌物干燥

(一) 预防

(1) 充分湿化氧气，及时补充湿化液，有条件者采用加温、加湿吸氧装置，防止呼吸道黏膜干燥。

（2）对发热患者，及时做好对症处理；对有张口呼吸习惯的患者，做好解释工作，争取其配合改用鼻腔呼吸，利用鼻前庭黏膜对空气的加温加湿功能减轻气道黏膜干燥的状况；对病情严重者，可用湿纱布覆盖口腔，定时更换。

（3）根据患者缺氧情况调节氧流量，避免氧流量过大。

（4）停氧时应先拔出导管再关闭氧气开关，以免关错开关导致大量氧气冲入呼吸道而损伤组织。

（二）处理

对于气道黏膜、分泌物干燥者，给予超声雾化吸入或用生理盐水湿化气道。

四、晶状体后纤维组织增生

（一）预防

（1）对新生儿，尤其是早产低体重儿应控制吸氧浓度和吸氧时间。

（2）对于长时间高浓度吸氧后出现视力障碍的患儿应定期行眼底检查。

（二）处理

发生晶状体后纤维组织增生者，应早期行手术治疗。

五、呼吸抑制

（一）预防

（1）氧疗前应评估患者的疾病类型和动脉血气分析结果，选择合适的吸氧方式和氧流量，避免因吸氧不当加重患者病情。

（2）对缺氧和二氧化碳潴留并存的患者，应以低流量、低浓度 $1 \sim 2$ L/min 持续给氧，维持 PaO_2 在 8 kPa 即可。

（3）对患者及家属宣教低流量吸氧的特点和重要性，避免患者或家属擅自调大吸氧流量。

（4）在血气分析动态监测下调整用氧浓度，以不升高 $PaCO_2$ 为原则。

（二）处理

（1）一旦发生高浓度吸氧后病情恶化的情况，不能立即停止吸氧，应调整氧流量为 $1 \sim 2$ L/min 后继续给氧，加强呼吸道管理，保持呼吸道通畅，促进二氧化碳排出。

（2）经上述处理无效者应遵医嘱建立人工气道进行人工通气。

第二十章　雾化吸入常见并发症的预防与处理规范

一、感染

（一）预防

（1）操作前查看患者面部皮肤及口腔黏膜有无感染和溃疡。

（2）每次雾化治疗结束后，雾化器主机要擦拭消毒，雾化罐、连接管及口含嘴（面罩）浸泡于消毒液内 1 小时，再洗净晾干备用。

（3）雾化器根据说明书单人单用，或根据要求进行消毒后使用，防止交叉感染。

（4）雾化后协助患者擦干面部、清洁口腔。

（二）处理

观察口腔黏膜有无溃疡、白膜等异常情况，遵医嘱处理。观察排出痰液的性质和量，如为黄色脓痰，可能为肺部感染，遵医嘱抗感染治疗。

二、支气管痉挛

（一）预防

（1）评估患者有无药物过敏史，告知患者雾化时可能会有轻微憋闷感，取得患者的配合。

（2）教会患者正确使用雾化器、深呼吸的方法及如何用深呼吸配合雾化。雾化时间不宜过长，一般以 15～20 分钟为宜。

（二）处理

（1）吸入过程中，一旦患者出现胸闷、咳嗽加重、憋喘、呼吸困难等症状时应暂停雾化，发生哮喘者予以半坐卧位并吸氧。

（2）缺氧严重不能缓解者可行气管插管等。

三、呼吸困难

（一）预防

（1）协助患者取舒适卧位，以坐位或半卧位为宜，呼吸困难患者可同时用鼻导管吸氧。

（2）帮助患者拍背，鼓励其咳嗽，必要时进行吸痰，促进痰液排出，保持呼吸道通畅。

（3）雾化吸入过程中指导患者紧闭口唇，用嘴吸气，用鼻呼气。

（4）加强呼吸肌功能锻炼，以增强患者的呼吸肌储备能力。

（二）处理

（1）雾化吸入时间应控制在 15 ~ 20 分钟内。

（2）保持呼吸道通畅，给予氧气吸入。

（3）及时吸出湿化的痰液，以免阻塞呼吸道，引起窒息。

第二十一章　吸痰常见并发症的预防与处理规范

一、气道黏膜损伤

（一）预防

（1）选择型号适宜的吸痰管。

（2）吸痰动作应轻柔，吸痰前应湿润吸痰管，零压进，负压出。吸痰手法：操作者迅速而轻柔地插入吸痰管，至气管深部遇阻力后退 0.5~1 cm，用左右旋转的手法，自深部向上提拉吸痰管吸净痰液。

（3）根据患者痰液黏稠度和年龄调节负压，一般成人不超过 400 mmHg（53.3 kPa），小儿不超过 300 mmHg（40.0 kPa）。

（4）每次吸痰时间小于 15 秒，不可长时间吸痰和反复多次插管，易造成黏膜损伤。

（5）吸痰时注意吸痰管插入是否顺利，遇到阻力时应该分析原因，不要盲目插入。

（二）处理

发生呼吸道黏膜损伤时，如口鼻腔黏膜损伤，可外涂抗菌药物软膏；若气道黏膜损伤，可选用相应的药物进行雾化吸入。

二、低氧血症

（一）预防

（1）每根吸痰管的吸引时间不超过 15 秒，以免造成患者缺氧。

（2）吸痰前后根据患者情况给予高浓度氧气吸入。

（3）吸痰时若患者剧烈咳嗽，应暂停吸痰，避免再次刺激，待咳嗽结束后再继续吸痰。

（4）选择粗细适宜的吸痰管。经气管插管/气管切开吸痰时，以吸痰管外径为气管导管内径的 1/2～1/3 为宜。根据患者情况调节好负压，吸痰过程中密切观察患者心率、心律、血压和血氧饱和度的变化。

（二）处理

对发生低氧血症者，立即加大氧流量或给予面罩加压给氧，迅速纠正缺氧状态，必要时进行机械通气治疗。

三、感染

（一）预防

（1）操作时严格遵守无菌技术操作原则。

（2）吸痰前检查吸痰用物、无菌吸痰管是否达到灭菌要求。

（3）用物固定专人使用，避免交叉感染。气管切开患者吸痰盘内的物品应按时消毒更换。

（4）口腔和气管切开处需同时吸痰时，先吸气管切开处，再吸鼻腔或口腔。每根吸痰管只用一次。

（5）加强口腔护理，防止口腔内菌群在吸痰过程中带入下呼吸道引起感染。

（6）避免发生呼吸道黏膜损伤，减少感染发生率。

（二）处理

如发生局部感染，予以相应的对症治疗。出现全身感染时，可进行药物敏感试验，根据结果选用合适的抗菌药物治疗。

第二十二章　导尿常见并发症的预防与处理规范

一、感染

（一）预防

（1）插导尿管时，严格执行无菌操作，注意会阴部消毒，避免误入阴道。

（2）鼓励患者多饮水。

（3）保持引流通畅，尿袋应低于膀胱水平，防逆流。

（二）处理

（1）遵医嘱给予抗菌药物治疗。

（2）嘱患者每天摄取足够的水分，使尿量维持在 2000 mL 以上。

（3）保持尿道口清洁，做好会阴护理。

二、虚脱及血尿

（一）预防

（1）防止膀胱高度膨胀。

（2）导尿时，动作轻柔。

（3）密切观察患者面色、神志等。

（二）处理

（1）第一次放尿应 <1000 mL。

（2）患者出现虚脱，立即取平卧位或头低脚高位，适当补充能量。

（3）报告医师，有血尿者积极查找原因并及时处理。

三、黏膜损伤

（一）预防

（1）操作动作要轻柔，插入速度要缓慢，忌强行插管及反复插管。

（2）使用水溶性润滑剂润滑导尿管（或者使用硅胶涂层导尿管、水溶性润滑涂层导尿管）。

（3）选择型号、材质适宜的导尿管。

（二）处理

（1）做好会阴护理。

（2）保护受损黏膜。

（3）报告医师处理。

第二十三章　留置导尿管常见并发症的
预防与处理规范

一、导尿管相关尿路感染

（一）预防

（1）置管和护理导尿管时严格执行无菌技术操作。

（2）选择型号、材质合适的导尿管。

（3）注意保持引流通畅，避免受压、扭曲、堵塞。妥善固定尿管，保证集尿袋低于膀胱高度，避免集尿袋接触地面，防止逆行感染。

（4）保持引流装置密闭、通畅和完整，活动或搬运时夹闭引流管，防止尿液逆流。

（5）应当使用个人专用的收集容器，及时清空集尿袋中尿液，避免集尿袋的出口触碰到收集容器。

（6）每日清洁尿道口，排便后及时清洗肛门及会阴部皮肤，大便失禁者清洁后应消毒会阴部、尿道口、肛周及导尿管表面，沐浴或擦浴时应避免导尿管浸在水中。

（7）长期留置导尿管患者，不宜频繁更换导尿管。若导尿管阻塞或不慎脱出，以及留置导尿装置的无菌性和密闭性被破坏时，应当立即更换导尿管。

（8）留置导尿管期间，若病情允许应鼓励患者每日摄入 2000 mL 以上水分（包括口服和静脉输液等），以达到冲洗尿道的目的。

（9）每天评估留置导尿管的必要性，尽早拔除，缩短留置导尿管时间。

（10）长期留置导尿管的患者，每周检查尿常规一次，根据尿液的 pH 和性状适时更换导尿管，以减少尿路感染的发生。

（11）留取少量尿标本进行检测时，应在消毒导尿管远端后，使用无菌针头和注射器抽取标本送检。留取大量尿标本时，可以从集尿袋中采集，避免打开导尿管和集尿袋的接口。

（12）对长期留置导尿管的患者，拔除导尿管前无须夹闭导尿管，但应根据病情指导患者训练其膀胱功能。

（13）不常规使用含消毒剂的溶液或抗菌药物进行膀胱冲洗或灌注来预防尿路感染。

（二）处理

（1）发现尿液性状、颜色异常时，及时报告医师进行处理。

（2）发生尿路感染时，（病情需要继续留置）及时更换导尿管，并留取尿液进行微生物病原学检测。

（3）发生尿路感染时应尽早拔管，遵医嘱药物治疗及相关处理。

（4）鼓励患者多饮水。

二、尿道黏膜损伤

（一）预防

（1）置管时严格执行无菌技术操作，动作要轻柔，避免损伤尿道黏膜。

（2）根据患者年龄、性别、尿道等情况选择合适大小、材质的导尿管，充分润滑导尿管前段，避免反复试插导尿管，最大限度地降低尿道损伤。

（3）操作者必须掌握男性和女性尿道的解剖特点。因男性尿道较长，如插管受阻，切勿强行送管损伤尿道黏膜，必要时请专科医师会诊。

（4）导尿管插管至足够深度且见到尿液流出后方可往气囊内注入 10 ~ 15 mL 无菌溶液，轻拉导尿管有阻力感以确认尿管固定稳妥后，再连接引流袋。

（5）妥善固定留置导尿管和引流袋，避免过度牵拉。

（6）加强对患者的健康宣教，告知其注意事项。

（二）处理

（1）轻者无须处理或采取止血镇痛等对症治疗，重者酌情行手术治疗。

（2）若患者自行拔出尿管，应及时告知医师，并遵医嘱及时采取措施。

三、拔管困难

（一）预防

（1）掌握拔管方法，拔管前训练膀胱功能。

（2）导尿管内注水时应使用注射用水，可避免因结晶、沉淀而导致拔管困难。

（3）经常检查导尿管及尿袋的位置，防止用力牵拉。

（4）长期置管患者必须按照说明书要求定期更换尿管。

（二）处理

1. 无法抽吸气囊内液体

（1）导尿管膨胀、阀门损坏或故障

检查阀门有无损坏迹象；向注水通道中加入 2～3 mL 无菌注射用水以清除堵塞。如果不成功，使用注射器从注水臂（阀门上方）吸出液体。

（2）通道堵塞

①将注射器固定在注水通道口，放置 20～40 分钟。重力的作用将有助于通道回缩过程。

②挤压管道，可尝试将晶体成分通过挤压排出。

③如果以上方法不成功，可在超声显像下用针在耻骨上方穿刺。

④拔管后应检查气囊是否完好，膀胱内有无残留碎片。

2. 气囊放气后形成褶皱

（1）可在拔除导尿管前 3～5 分钟将麻醉剂（利多卡因）凝胶注入导尿管引流口，减少对膀胱颈的刺激。

（2）在气囊注水前轻轻回抽导尿管，如果遇到阻力则停止。使用注射器将 0.3～0.8 mL 无菌注射用水重新注入气囊，可以防止皱褶形成，更容易拔除导尿管，减少患者的不适和潜在的尿道损伤。

四、尿潴留

（一）预防

（1）注意训练膀胱功能。

（2）保持导尿管的通畅，防止尿管堵塞。

（3）加强置管患者的护理，防止导尿管滑脱，注意观察有无尿潴留。

（二）处理

（1）检查导尿管的使用情况，查找尿潴留的原因。

（2）如发生感染，遵医嘱予以抗菌药物治疗。

（3）拔管后发生尿潴留，如采取诱导排尿无效，则重新留置导尿管。

第二十四章　大量不保留灌肠常见并发症的预防与处理规范

一、肠壁穿孔

（一）预防

（1）操作前先用液体石蜡油润滑导管，插管时要顺应肠道解剖，动作轻柔缓慢，避免重复插管。

（2）选用质地、大小、合适的导管。如插入受阻，可退出少许旋转后缓慢插入，同时变动患者体位，嘱患者做深呼吸放松，使导管缓缓插入。

（3）对于兴奋、躁动、行为紊乱的患者，尽量在其较安静的情况下进行操作。

（4）准确掌握灌肠液的温度、浓度、流速、压力和量。液体灌入速度适中，灌肠袋液面距患者肛门高度约 40～60 cm（伤寒患者灌肠时溶液不得超过 500 mL，液面距肛门不得超过 30 cm）。

（二）处理

立即停止操作，通知医师，配合医师进行抢救等。

二、肠黏膜损伤

（一）预防

（1）操作前向患者解释操作目的、意义，使之配合操作。插管前用液体石蜡油润滑导管，插管时需注意肠道解剖结构，动作要轻柔缓慢，切忌粗暴用力。遇到阻力，可稍回退或轻转导管，嘱患者深呼吸放松，将导管轻轻插入。

（2）选择粗细合适、质地软的肛管；插入深度要适宜，成人插入深度 7～10 cm，小儿插入深度 4 ~ 7 cm。

（3）对于谵妄、躁动、行为紊乱的患者要避免对其造成恶性刺激，应在其安静状态下进行操作。

（二）处理

如患者出现肠黏膜损伤，立即停止操作，配合医师进行对症处理。

第二十五章　胃肠减压常见并发症的预防与处理规范

一、引流不畅

（一）预防

（1）做好刻度标记，定时检查胃管是否通畅、是否固定有效，做好相应的健康宣教。

（2）采用高举平台法固定胃管，应适当对昏迷、躁动的患者进行约束。

（3）熟悉操作技术，插入的长度要适宜，留置长度为鼻尖经耳垂至胸骨剑突处的距离，约 50～60 cm。

（4）禁止将多渣、黏稠的食物注入胃管内。

（5）注入药物前后用生理盐水冲洗胃管，片剂应碾碎、溶解后注入。

（二）处理

（1）胃液过少时，可以变换患者的体位。

（2）如发现胃管阻塞，调整胃管位置，根据病情使用生理盐水冲洗，无液体流出时再将胃管送入少许。

（3）如上述处理均无效，则拔出胃管，更换胃管重新插入。

二、插管困难

（一）预防

（1）插胃管前做好心理护理，指导患者做吞咽动作，顺势将胃管向前推进。

（2）选择管径合适的胃管，减轻局部刺激。

（3）插胃管前充分润滑胃管，置管操作应熟练、动作轻柔，避免反复插管。

（二）处理

（1）选择合适体位，指导患者深呼吸，保证胃管顺利插入。

（2）昏迷患者，取去枕平卧，头向后仰，当胃管插入 10～15 cm 时，将患者头托起，下颌贴近胸骨柄，以增大咽喉通道的弧度，缓慢插入。

第二十六章　更换引流装置常见并发症的预防与处理规范

一、引流不畅

（一）预防

（1）妥善固定，避免引流管阻塞、受压、扭曲或脱出。

（2）注意悬挂高度，避免引流袋高于引流平面。密切观察引流液有无血凝块等。

（3）每 1～2 小时挤压引流管，保持通畅。

（二）处理

（1）立即查找原因，检查引流管有无管道扭曲、有无移位及血凝块堵塞等。

（2）若引流管堵塞，可反复挤压，必要时报告医师做相应处理。

二、感染

（一）预防

（1）及时倾倒或更换引流袋，严格遵守无菌原则。

（2）引流袋应低于引流口位置，防止引流液逆流。

（3）保持引流装置处于密闭状态及引流通畅状态。

（4）及时评估留置引流管的必要性，尽早拔除引流管。

（二）处理

（1）伤口有渗液时，随时更换敷料；发现引流液呈脓性等异常时，应立即报告医师处理。

（2）遵医嘱给予抗感染治疗。

三、引流管脱出

（一）预防

（1）用高举平台法妥善固定引流管，并预留活动长度，贴好引流管标识，记录刻度，严格交接班管理。

（2）做好健康宣教，指导患者翻身或移动时，先妥善移动管路后再翻身，掌握正确移动管路的方法，防止引流管脱出。

（3）全麻术后对未清醒伴躁动的患者应加以约束，专人陪护，防止非计划性拔管。

（4）加强巡视，观察引流是否通畅。

（5）更换引流装置时，严格遵守操作规程。

（二）处理

（1）一旦发生引流管脱出，迅速用纱布覆盖伤口。

（2）安抚患者，通知医师，协助进一步处理。

（3）检查脱出的导管是否完整，如有管道断裂在体内，须立即报告医师协助处理。

（4）严密观察生命体征及局部症状，做好记录。

第二十七章　物理降温常见并发症的预防与处理规范

一、一过性冠状动脉收缩

（一）预防

（1）患者寒战时不予擦浴。

（2）擦浴部位应选择患者体表大血管经过的表浅区域，如腋窝、肘窝、腹股沟、腘窝等。

（3）禁忌在足底部用冷。

（4）心脏病、年老体弱、对冷刺激特别敏感者不宜采用；风湿热、乙醇过敏者不宜进行乙醇擦浴。

（5）倾听患者主诉，有异常立即停止物理降温。

（二）处理

（1）停止物理降温，可用 50～60℃水温的毛巾热敷或 43～46℃温水浸泡足底。

（2）可做足底按摩刺激恢复血液循环。

（3）通知医师给予相应处理。

二、冻伤

（一）预防

（1）冰块用治疗巾或毛巾包裹后方可使用，严禁直接接触患者皮肤。

（2）冰块应定期更换位置，局部皮肤不可持续冷疗；长时间使用冰袋者，每30分钟需间隔1小时再重复使用。

（3）禁忌在患者枕后、耳郭、阴囊处用冷疗，防止冻伤。感染性休克、末梢循环不良者，禁止使用冰袋。

（4）严重皮肤病患者不宜局部用冷。

（5）观察用冷局部的皮肤色泽等情况，倾听患者主诉，有异常立即停止冷疗。

（二）处理

（1）患者局部皮肤出现苍白、青紫、麻木感等异常，立即停止冷疗。

（2）用43～46℃的温水浸泡患处或50～60℃水温的湿毛巾热敷。

（3）冻伤处涂冻伤膏，然后用质地柔软的布料轻裹患处，注意保温。

（4）注意保护好伤口，不可摩擦、按揉。

第二十八章　热水袋使用常见并发症的
预防与处理规范

一、皮肤烫伤

（一）预防

（1）向患者说明使用热水袋的目的、方法等，取得患者的配合。

（2）根据患者的感觉、意识确定水温。成人60～70℃，老人、婴幼儿、昏迷、局部感觉迟钝、循环不良等患者，水温不超过50℃。

（3）灌水1/2～2/3满，将热水袋缓慢放平，排出袋内空气并拧紧塞子。

（4）热水袋应装入布袋内或用毛巾包裹，检查热水袋有无破损，以防漏水。

（5）将热水装袋口朝身体外侧，避免因不慎漏水烫伤患者。

（6）操作前应评估患者的皮肤情况，使用中应随时对局部皮肤进行观察和确认。

（7）热水袋使用时间不超过30分钟，以免产生继发效应。

（二）处理

（1）一旦发现皮肤潮红、疼痛等，应立即停止使用，并在局部涂烫伤膏保护。

（2）用自来水冲洗或浸泡伤口（破皮处不宜浸泡），以降低烫伤皮肤温度，减少进一步损伤及疼痛，不能用水冲洗的部位可使用冷水或冰水湿敷。

（3）烫伤处有衣物覆盖时，不要急着脱掉衣物，以免撕裂烫伤处的水泡，可先用水冲洗，降温后再小心去掉衣物，或用剪刀将衣服剪开，避免衣物对创面的摩擦。

（4）如烫伤处有水泡，按浅Ⅱ度烧伤处理。

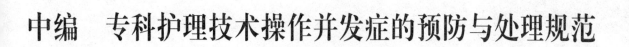

中编　专科护理技术操作并发症的预防与处理规范

第一章 毛细血管血糖监测常见并发症的预防与处理规范

一、出血和淤血

(一) 预防

(1) 掌握正确的采血方法，选择合适的采血部位。

(2) 操作前评估患者的凝血功能。

(3) 扎针后局部按压时间不宜过短，按压部位应准确。

(二) 处理

(1) 按压出血部位，延长按压时间。

(2) 出现淤血应该轮换穿刺部位。

二、疼痛

(一) 预防

(1) 向患者说明血糖监测的目的，取得患者配合。

(2) 可选用神经末梢分布较少的部位进行采血，如指腹两侧，勿在指尖采血。

(3) 熟练掌握采血方法。

(4) 在皮肤消毒剂干燥后再进行采血。

(5) 避免采血针头重复使用。

(二) 处理

(1) 安慰患者，分散患者注意力。

（2）轮换采血部位。

三、感染

（一）预防

（1）严格遵守无菌技术操作规程，按要求消毒局部皮肤。

（2）避免采血针头重复使用，针头一人一用，用完后废弃。

（二）处理

更换注射部位，及时处理感染皮肤。

第二章　胰岛素注射常见并发症的预防与处理规范

一、低血糖反应

（一）预防

（1）告知患者发生低血糖的可能性。

（2）指导患者及其家属充分了解胰岛素治疗方案，及时、准确地进行胰岛素注射并定时定量进餐。

（3）注射时避免误入肌肉组织及皮下静脉血管中。

（4）病情较重、无法预计进食量的患者，进食后再根据进餐情况调整胰岛素剂量。

（5）加强巡视，监测睡前血糖，预防夜间低血糖。血糖偏低患者睡前加餐，减少夜间胰岛素剂量，调整胰岛素类型及注射时间。

（二）处理

（1）意识清醒者，口服 15~20 g 糖类食品（以葡萄糖为佳），每 15 分钟监测血糖 1 次。

（2）意识障碍者，给予 50% 葡萄糖液 20~40 mL 静脉注射或胰升糖素 0.5~1.0 mg 肌内注射，每 15 分钟监测血糖 1 次。

（3）血糖仍 ≤3.9mmol/L 者，再给予葡萄糖口服或静脉注射；血糖 >3.9 mmol/L 者，但距离下一餐时间在 1 小时以上，给予含淀粉或者蛋白质食物；血糖 ≤3.0 mmol/L 者，继续给予 50% 葡萄糖 60 mL 静脉注射。

（4）低血糖已纠正者，了解发生低血糖的原因，调整用药。对患者实施糖尿病教育及相关培训等。

（5）低血糖未纠正者，静脉注射 5% 或 10% 的葡萄糖，或者加用糖皮质激素等。

二、疼痛

(一) 预防

(1) 选择适宜的注射针头，避免针头重复使用。

(2) 掌握捏皮技术。

(3) 胰岛素复温。

(4) 酒精消毒皮肤需待干。

(二) 处理

(1) 选择更短更小直径、更小穿透力的针头。

(2) 使用的胰岛素室温保存。

(3) 针头刺入皮肤需平滑进入，如患者偶感锐痛需确认是否因针头触碰神经末梢且是否产生其他损害，如持续疼痛应该检查和评估注射方法是否得当。

三、出血和淤血

(一) 预防

(1) 选择合适的针头。

(2) 掌握正确的注射技术。

(3) 评估患者的凝血功能。

(4) 评估是否使用抗凝药物。

(二) 处理

(1) 做好患者的解释工作，告知出血或淤血并不影响胰岛素的吸收和效果。

(2) 当频繁或过度地发生出血和淤血时，需要仔细评估注射技术，并确认患者是否存在凝血功能障碍或正在使用抗凝药物。

四、过敏反应

(一) 预防

提倡选用高纯度人胰岛素或胰岛素类似物。

(二) 处理

更换胰岛素制剂、使用抗组胺药和糖皮质激素等。严重者需暂时中断或停止胰岛素治疗。

五、皮下脂肪增生或萎缩

(一) 预防

（1）选择合适的胰岛素。

（2）掌握正确的注射方法，按要求进行部位轮换，采用多点、多部位皮下注射；注射针头一次性使用。

(二) 处理

若发生皮下脂肪增生或萎缩，停止该部位注射后可缓慢自然恢复。

第三章　肠内营养护理常见并发症的预防与处理规范

一、胃潴留

（一）预防

（1）肠内营养液分次推注和间歇重力滴注，每次喂养前应检查胃残余量；重症患者持续泵入输注时，应每隔 4~6 小时检查胃残余量。

（2）可使用 ≥50 mL 的营养液注射器、床旁超声仪等方法评估胃残余量。

（二）处理

（1）胃残余量 >200 mL 时，评估患者有无恶心、呕吐、腹胀、肠鸣音异常等不适症状，如有不适，应减慢或暂停喂养，适当调整喂养方案或遵医嘱使用促胃肠动力药物。

（2）胃残余量 >500 mL 时，应结合患者的主诉和体征再考虑暂停喂养。

二、腹泻

（一）预防

（1）评估患者肠内营养耐受性情况。

（2）肠内营养液现配现用，配置过程中应避免污染。配置的肠内营养液无法立即使用时应置于 4℃ 以下冰箱冷藏，24 小时内用完。

（3）营养液可适当加温，口服温度 37℃ 左右，鼻饲及经造瘘口注入温度宜 38℃~40℃。持续输注营养液时，可使用肠内营养专用加温器。

（4）使用营养液时应从低浓度、低速度、低剂量开始，根据患者个体耐受情况逐渐增加。

（二）处理

应观察患者腹泻频次、大便形状，及时与医师沟通给予对症处理。

三、恶心呕吐

（一）预防

（1）经常巡视，若患者出现恶心呕吐等症状，及时查找原因，按需要调整滴注速度、营养液温度；反应严重者可暂停滴入。

（2）持续输注营养液者，可在间歇重力滴注的基础上，使用肠内营养泵持续 12 ~ 24 小时输注，先调 30 滴/分钟，再根据患者耐受情况逐渐增加至 60 ~ 70 滴/分钟。

（3）每 4 ~ 6 小时评估患者肠内营养耐受性情况。

（二）处理

（1）应查找造成恶心呕吐的原因，针对原因进行处理。

（2）应降低输注速度，嘱患者维持原卧位 20 ~ 30 分钟。

四、喂养管堵塞

（一）预防

（1）肠内营养液间歇重力滴注或分次推注时，输注前后、给药前后、连续输注过程中每间隔 4 小时，均用 20 ~ 30 mL 温开水脉冲式冲管。

（2）应避免将 pH≤5 的液体药物与营养液混合。

（3）药物要研成细末、溶解后再注入，以避免与营养液混合而凝结成块附着在管壁或堵塞管腔。

（二）处理

（1）用 20 ~ 30 mL 温开水通过抽吸和脉冲式推注的方式反复冲洗喂养管。

（2）若无效，可使用 5% 碳酸氢钠溶液 20 ~ 30 mL 冲洗喂养管。

（3）以上操作均无效时，重新更换喂养管。

五、误吸

（一）预防

（1）管道护理：①选择管径适宜的喂养管。②妥善固定喂养管。③输注前确定喂养管尖端位置是否合适。

（2）安置合适体位：进行肠内营养时，抬高床头 30° ~ 45°，取半卧位，喂养结束后宜维持半卧位 30 ~ 60 分钟。

（3）评估胃内残留量：每次输注营养液前及连续输注过程中（每隔 4 ~ 6 小时）评估胃内残留量，若超过 200 mL 时应减慢或暂停输注，适当调整喂养量，必要时遵医嘱使用胃动力药，以防胃潴留引起反流和误吸。

（4）加强观察：如发现患者出现气促、呛咳或痰液内混有营养液时，提示可能存在误吸，应立即给予处理。

（二）处理

（1）应立即暂停喂养并报告医师，查找造成误吸的原因。

（2）鼓励和协助患者咳嗽，排出吸入物和分泌物，必要时给予负压吸引或气管镜清除误吸物。

（3）保持患者呼吸道通畅，观察患者的生命体征和病情变化，遵医嘱用药。

第四章 造口护理常见并发症的预防与处理规范

一、造口狭窄

(一) 预防

(1) 定时随访，每次更换造口袋时扩张造口 1 次。

(2) 术后 2 周开始，每日用小指插入造口内扩张造口，上午、下午各 1 次，每次 10 分钟以上。

(3) 观察患者是否出现腹痛、腹胀、恶心、呕吐、停止排气排便等肠梗阻症状。

(二) 处理

(1) 用充分润滑的手指仔细探查造口。

(2) 小指能通过者可采用手指扩张法：戴手套后小指涂石蜡油，轻轻插入造口内，插入深度为 2~3 cm，保留 3~5 分钟，每天 1 次。手指扩张时避免出血、疼痛，忌用锐器扩张。

(3) 宜进食高热量、高蛋白、富含维生素的少渣食物，减少不溶性纤维摄入，少食辛辣刺激性食物，增加液体摄入量、多饮水或使用粪便软化剂，保持大便通畅。

(4) 造口狭窄合并肠梗阻时，应禁食并及时就医。

(5) 当小指无法通过时，需要报告医师，再次手术重建造口。

二、造口回缩

(一) 预防

(1) 避免术后体重增长过快引起造口周围脂肪组织过多。

(2) 注意观察造口黏膜是否有缺血性坏死。

（二）处理

（1）回肠造口回缩者可选用凸面底盘加腰带固定或造口腹带固定，以抬高造口基底部，使黏膜被抬高。

（2）皮肤损伤者用皮肤保护膜、护肤粉、防漏膏，保护皮肤不受排泄物的刺激。

（3）结肠回缩者可选用灌洗的方法。

（4）过度肥胖者可减轻体重。

（5）必要时手指扩张，预防造口狭窄的发生。

（6）回缩合并狭窄者，应报告医师。

三、造口水肿

（一）预防

（1）加强营养摄入，纠正低蛋白血症。

（2）造口袋底盘内圈裁剪要合适，不可过小。

（3）使用腹带松紧适宜。

（二）处理

（1）术后轻度水肿者卧床休息即可。

（2）黏膜皱褶部分消失的轻度水肿者，可放射状剪裁造口底盘，剪裁孔径比造口根部大 3～6 mm，并观察水肿消退情况。

（3）黏膜皱褶完全消失的重度水肿者，用 50% 硫酸镁溶液或 3% 氯化钠溶液浸湿纱布覆盖在造口黏膜上，每日 2～3 次，每次 20～30 分钟；改用两件式造口袋，解除造口周围压迫物。

（4）合并脱垂者，水肿难以消退且脱垂的肠管无法回纳，注意观察和保护肠管，并报告医师。

（5）术后早期，造口袋底盘的内圈要稍大。

（6）腹带使用时不宜过紧，造口不能完全扎在腹带内。

（7）更换造口袋时，常规检查支撑棒的情况。

（8）密切观察黏膜的颜色，避免缺血坏死。

四、造口黏膜与皮肤分离

（一）预防

（1）尽量避免可引起腹内压增高的因素，如咳嗽等。

（2）注意观察造口黏膜的血运情况，如有缺血性坏死及时处理。

（3）严格落实无菌操作，避免伤口感染。

（4）加强营养摄入，注意糖尿病患者的血糖控制。

（5）避免服用类固醇药物。

（二）处理

（1）清洗伤口后评估伤口状况。

（2）逐步去除黄色腐肉和坏死组织。

（3）部分浅层分离时，宜先用造口护肤粉喷洒局部，然后用水胶体敷料保护，再涂防漏膏阻隔后粘贴造口袋。

（4）完全深层分离时，宜先去除黄色腐肉和坏死组织，然后用藻酸盐敷料充填伤口，再用防漏膏阻隔后粘贴造口袋。

（5）完全分离合并造口回缩者，选用凸面底盘加腰带固定。

（6）避免腹内压增高。

（7）用饮食和药物控制血糖，监测血糖的变化。

（8）两件式造口底盘一般每2天更换1次，渗液多者需每天更换。

（9）皮肤黏膜分离处愈合后，指导患者定期手指扩张，预防造口狭窄。

五、造口脱垂

（一）预防

（1）避免腹部长期用力，造成腹内压过大。

（2）增加营养，避免因消瘦使腹部肌肉薄弱。

（二）处理

（1）避免患者剧烈活动，选择一件式造口袋，宜在患者平卧且造口还纳后更换造口袋，造口袋的大小以能容纳脱垂的肠管为宜。

（2）底盘内圈裁剪适宜，其大小以突出肠管最大的直径为宜。

（3）对结肠造口者，排泄物排空时可用腹带或束裤加以支持固定。

（4）对自行回纳困难的患者，教会其手法回纳，嘱患者戴手套，平卧放松，用生理盐水纱布盖在造口黏膜部位，顺势缓慢将造口推回腹腔内；伴水肿时，待水肿消退后回纳，回纳后均宜使用无孔腹带包扎。

（5）横结肠、回肠造口脱垂者，可在脱垂回纳后用腹带固定，控制脱垂，但必须定时开放排便，避免引起不适，固定 2 小时左右，开放 30 分钟。

（6）脱垂的黏膜有糜烂、坏死或脱垂伴旁疝时，应选择手术治疗；脱垂伴缺血坏死或不能手法回纳者，应嘱患者平卧并报告医师。

（7）轻度脱垂时，无须特殊处理；中度可手法复位，并用腹带加压包扎；重症者需手术处理。

六、造口缺血坏死

（一）预防

（1）注意观察造口黏膜及其周围皮肤的血运情况。

（2）造口袋底盘的内圈大小适当，不可过小。

（二）处理

（1）宜选用二件式透明造口袋。

（2）术后密切观察肠造口的颜色，并解除一切可能对造口产生压迫的因素。

（3）将围绕造口的纱布拆除，检查坏死的深度和广度、肠管血运情况，及时清除坏死组织。

（4）有腹膜炎症状者需行剖腹探查术，切除坏死的肠管，重建造口。

（5）密切观察患者的转归，防止造口狭窄和造口回缩的发生。

（6）若肠造口出现暗红色或紫色，提示肠黏膜缺血，造口局部缺血坏死范围 <2/3 者，可在缺血坏死黏膜上涂撒造口护肤粉；造口缺血坏死范围 ≥2/3 或完全坏死者，应及时报告医师处理。

七、造口出血

（一）预防

（1）更换造口袋时，避免与黏膜摩擦。

（2）避免服用抗凝药物，及时治疗出血性疾病。

（二）处理

（1）造口浅表渗血出血量少时，用棉球和纱布稍加压迫；若压迫无效可撒涂造口护肤粉或使用藻酸盐敷料压迫。

（2）非造口肠腔出血且量多时，可用1%盐酸肾上腺素溶液浸湿的纱布压迫、云南白药粉等外敷，或用纱布压迫、硝酸银烧灼止血，止血无效时报告医师。

（3）大量出血时，缝扎止血。

（4）使用软质材料清洗。

（5）停用抗凝药，治疗出血性疾病。

八、粪水性皮肤炎

（一）预防

（1）底盘内圈裁剪合适，直径以大于造口 1~2 mm 为宜。

（2）底盘粘贴后保持体位 10~15 分钟后再活动。

（3）底盘粘贴时间不能过长，一般不超过 7 天。

（4）造口袋内的排泄物要及时处理，减少粪水对皮肤的接触。

（二）处理

（1）更换造口袋时，要彻底清洁造口周围的皮肤，待皮肤干后可使用无刺激皮肤保护膜、造口护肤粉或水胶体敷料保护造口周围皮肤，必要时涂抹防漏膏/条/防漏贴环等防渗漏，再贴造口袋。

（2）底盘内圈裁剪适宜，内圈过大时，可常规使用防漏膏，尤其是回肠造口者。

（3）对造口平坦但周围皮肤不平者，应让患者在造口袋粘贴后保持体位不变10~15 分钟，并用自己的手轻轻按压底盘处，使其在体温的作用下与皮肤粘贴得更牢。

第五章　密闭式胸腔引流术常见并发症的预防与处理规范

一、引流管阻塞

（一）预防

（1）避免引流管扭曲、折叠、受压，定时挤压引流管。

（2）观察水封瓶长管中水柱波动情况，鼓励患者咳嗽和深呼吸。

（3）密切观察并记录引流液颜色、性质、量及有无血凝块等。

（二）处理

（1）立即检查引流管有无扭曲、受压。

（2）出现血凝块堵塞时，挤压引流管。

（3）及时通知医师处理，必要时在无菌操作下调整引流管的位置。

二、皮下气肿

（一）预防

（1）引流管的粗细要适宜，切口大小要适当。

（2）妥善固定引流管，并留有足够长度，避免引流管滑脱。

（3）如果引流管滑出，紧急时用凡士林纱布或厚层纱布封闭伤口。

（二）处理

（1）局限性皮下气肿，会自行吸收。

（2）广泛性皮下气肿，应通知医师进行皮下切开排气。

三、疼痛

（一）预防

调整引流管的位置，避免引流管与胸膜摩擦。

（二）处理

（1）适当调整引流管位置或应用止痛药。

（2）予以局部封闭以减轻疼痛。

四、肺不张

（一）预防

（1）鼓励患者有效咳嗽咳痰，定时翻身拍背。

（2）保持引流管道的通畅。

（二）处理

（1）可经鼻用吸痰管吸痰或进行支气管镜下吸痰。

（2）必要时行气管切开。

（3）指导患者在床上适度活动，有效咳嗽咳痰，定时翻身拍背。

五、胸腔内感染

（一）预防

（1）胸腔闭式引流装置应低于引流口 60～100 cm，防止引流液逆流入胸腔。

（2）掌握引流拔管指征，避免因引流时间过长引起伤口感染。

（3）遵守无菌操作原则。

（二）处理

（1）密切观察患者体温、伤口及引流液的性状等情况，一旦出现异常如体温升高、胸痛加剧等应及时报告医师。

（2）遵医嘱应用抗菌药物等治疗。

六、血、气胸

（一）预防

（1）保持情绪稳定，避免躁动不安。

（2）搬动患者前应将引流管双重夹闭。

（3）妥善固定引流管，避免摩擦血管而并发血胸。

（二）处理

（1）在引流过程中应密切观察引流液的颜色、性状、量。

（2）如引流液为血性且量突然增多、患者出现休克等症状时，应立即通知医师进行处理，必要时进行手术止血。

七、纵膈摆动

（一）预防

（1）大量积液、积气引流时，应控制引流速度及量。

（2）剧烈咳嗽者嘱其勿过度用力，必要时应用镇静镇咳药。

（二）处理

（1）避免一次性放气放液过多、过快。

（2）一旦发生纵膈摆动，应迅速通知医师抢救。

第六章　密闭式膀胱冲洗术常见并发症的预防与处理规范

一、感染

(一) 预防

(1) 严格执行无菌技术操作。

(2) 严格掌握膀胱冲洗指征。

(3) 要在冲洗前进行尿道口护理。密切观察冲洗情况，集尿袋应始终低于膀胱水平，避免接触地面。

(4) 病情允许应鼓励患者每天饮水量维持在 2000 mL 左右，以产生足够的尿量冲洗尿道，达到预防感染的目的。

(二) 处理

(1) 安慰患者，加强心理护理。

(2) 必要时遵医嘱使用抗菌药物。

二、血尿

(一) 预防

(1) 置管时选择大小合适的导尿管。

(2) 气囊注水量充分，避免尿管滑入尿道后的过度活动造成黏膜损伤。

(3) 导尿管插管至足够深度。

(4) 妥善固定引流管和尿袋，做好相应健康教育。

(二) 处理

(1) 每次灌注的冲洗液以 200~300 mL 为宜，冲洗液停留时间以 5~10 分钟为宜。

（2）拔出尿管，保护尿道。

（3）遵医嘱使用治疗药物。

三、膀胱刺激症状

（一）预防

（1）严格掌握膀胱冲洗指征，严格执行无菌技术操作。

（2）冲洗前进行尿道口护理。

（二）处理

（1）如由感染引起，给予适当的抗感染治疗。

（2）碱化尿液对缓解症状有一定的作用。

（3）选择 38～40℃冲洗液进行持续密闭冲洗，能提高患者舒适度。

四、膀胱痉挛

（一）预防

（1）全面评估引起膀胱痉挛的危险因素，并积极采取措施避免膀胱痉挛的发生，做好心理护理，缓解患者的紧张情绪。

（2）选择硅胶材质的三腔导尿管进行导尿，重度血尿选择直径更大（20～24 F）的导尿管帮助排出血凝块。如有血块堵塞导尿管，用 20 mL 注射器抽取生理盐水反复冲洗，吸出残留血块，保持冲洗通畅。

（3）选择 38～40℃冲洗液进行持续密闭冲洗。密切观察膀胱冲洗液的颜色，根据冲洗液的颜色及时调节膀胱冲洗的速度（以 60～80 滴/分钟、每 15～30 分钟快速冲洗半分钟为宜）。

（4）妥善固定三腔导尿管，减少尿管移动引起的刺激及感染。冲洗瓶内液面距床面约 60 cm。保持三腔尿管通畅，无扭曲、受压、堵塞、脱落，定时挤捏尿管。

（5）术后膀胱痉挛高风险的患者，如术后 2～3 天仍未通便，则用缓泻剂治疗，在病情允许的情况下，尽早停止膀胱冲洗，减轻患者痛苦。

（二）处理

（1）安慰患者，缓解其紧张焦虑情绪。教会患者应对膀胱痉挛的方法，如深呼吸、屏气呼吸法等。

（2）保持膀胱冲洗液温度适宜，可用温热毛巾热敷会阴部。

（3）酌情减少导尿管气囊内的气体（液体）。

（4）保持尿管引流通畅。

（5）遵医嘱给予解痉止痛药，必要时给予镇静剂。

五、膀胱麻痹

（一）预防

停用某些膀胱冲洗液，如呋喃西林冲洗液，改用温生理盐水冲洗膀胱。

（二）处理

（1）进行局部热敷、针灸等治疗。

（2）重新导尿，必要时留置导尿管。

第七章 "T"型引流管常见并发症的预防与处理规范

一、引流管脱出

（一）预防

（1）向患者及家属说明管道的重要性（如：引流胆汁和减压、引流残余结石、支撑胆道）。

（2）"T"型管应妥善缝合固定于腹壁，更换引流袋时操作应轻柔。意识障碍、烦躁不安和躁动患者，酌情使用保护性约束工具。

（3）加强观察，认真检查"T"型管的缝线是否松动，有无割裂皮肤等脱落的风险，如有异常则需立即通知医师及时重新固定。

（二）处理

（1）如有"T"型引流管脱出，禁止回纳，立即通知医师。

（2）遵医嘱处理，必要时重新置管。

二、胆道感染

（一）预防

（1）定期更换引流袋，严格执行无菌操作。

（2）引流管的远端不可高于引流管口平面，以防胆汁逆流导致感染。

（3）引流管口周围皮肤覆盖无菌纱布，保持局部清洁干燥。

（4）每天观察引流液的量及性状，维持有效引流。

（5）注意观察体温的变化。

（二）处理

（1）立即通知医师。

（2）遵医嘱使用抗感染药物，加强局部换药。

第八章　脑室引流管常见并发症的预防与处理规范

一、脑室内积气

（一）预防

（1）使用密闭式引流装置，引流装置要始终保持密闭、无菌、通畅，各接口要衔接牢固。

（2）搬动患者前应将所有的引流管妥善固定，更换引流装置时应将引流管夹闭，防止气体逆流。

（二）处理

（1）双侧脑室外引流术后，如一侧引流管近侧有较多气体时，则关闭对侧引流管，同时由近端向远端轻轻挤压，使气体离开引流管近端，防止气体回流。

（2）吸痰时密切观察引流情况，如发现有气体反流应及时夹闭引流管，两侧引流速度不一致时，引流速度较慢的一侧易发生回流现象，必要时暂时夹闭。

二、引流管脱出

（一）预防

（1）向患者、家属说明脑室引流的目的和必要性，取得配合。

（2）妥善固定引流管，特别是在搬运患者或协助患者翻身时避免牵拉引流管。

（3）取平卧位，固定头部不摆动，定时检查包扎及连接处是否牢固。

（4）躁动患者应约束制动，并遵医嘱应用镇静剂。

（5）操作规范、轻柔。

（二）处理

（1）如引流管部分脱出、侧孔外露有液体流出时，立即用无菌纱布吸收渗液，并通知医师，协助医师拔管和局部换药，并取引流管尖端做细菌培养。

（2）如引流管完全脱出，应检查残端是否完整，检查伤口有无裂口并协助医师换药。

（3）必要时协助医师重新置管。

三、颅内感染

（一）预防

（1）严格遵守无菌操作原则，保持整个引流装置及管道的清洁无菌，各接头处应用无菌敷料包裹。

（2）保持头部创口或穿刺点敷料干燥，穿刺点敷料和引流袋每日更换，如有污染及时更换。发现敷料潮湿，应立即查明原因，并及时更换，随时观察置管部位的皮肤有无发红、肿胀等异常情况。

（3）更换引流袋、搬动患者前和拔管时，先夹闭引流管，防止引流液逆流入脑室。

（4）严密观察脑脊液性状，如出现浑浊、呈毛玻璃状或有絮状物时，提示可能发生颅内感染，应及时将脑脊液送检，并立即报告医师。对可疑颅内感染者，每 1~2 天留取脑脊液标本进行相关化验与培养检查，必要时 1 天多次检查。

（5）严密观察患者有无颈项强直等脑膜刺激征阳性表现，定期监测血常规，观察外周血白细胞计数是否增高。

（6）持续引流时间通常不超过 1 周，时间过长易发生颅内感染。

（二）处理

（1）立即报告医师。

（2）遵医嘱调整引流管高度，引流出感染的脑脊液，配合医师采集脑脊液标本做细菌培养和药敏试验，选用有效的抗菌药物，必要时可以脑室内给药。

四、颅内压过高或过低

（一）预防

（1）将床头抬高或调整体位后，应及时确认和调整引流装置。

（2）观察引流管有无扭曲、折叠、阻塞等，定时挤压引流管，保持其通畅。若引流管内不断有脑脊液流出，管内的液面随患者呼吸、脉搏上下波动，表明引流管通畅。

（3）密切观察有无头痛、呕吐、心动过缓、意识障碍、呼吸抑制等颅内压过高症状，但颅内压过低时也可引起头痛和意识障碍，故应正确区分颅内高压与颅内低压性头痛。颅内低压性头痛的特点是：在抬高床头坐位时，头痛加重，平卧后头痛减轻。给予放低床头及停止、减慢引流速度的处理后，头痛得到缓解。

（4）避免颅内压骤降而诱发颅内再出血，控制引流速度。引流装置应位于穿刺部位以下，引流管最高点应高于侧脑室（外耳道水平）10～15 cm，维持正常颅内压。每天脑脊液引流一般不超过 500 mL，多数控制全天引流量在 200 mL 左右，引流速度平均 < 15～20 mL/h。防止颅内压急剧下降导致再出血。

（5）观察引流液的量、颜色和性质，如发现引流压升高，同时引流液重新呈血性时，提示有再出血的可能。如脑动脉瘤再破裂、颅内静脉破裂时则有合并颅内出血的可能。

（6）保持血压稳定，使患者血压控制在一定范围内，不能忽高忽低。躁动患者予以制动，并及时应用镇静剂。

（二）处理

（1）引流不畅的原因及处理

①颅内压低于 120～150 mm H_2O 时，可将引流袋降低高度后观察是否有脑脊液流出，并立即报告医师。

②引流管在脑室内盘曲成角，请医师对照 CT 片，将过长的引流管缓慢向外抽出至有脑脊液流出时，再重新固定。

③管口吸附于脑室壁，可将引流管轻轻旋转，使管口离开脑室壁。

④引流管被小凝血块或破碎的脑组织阻塞，用无菌注射器在消毒后的管口轻轻向外抽吸，若血块较大也可经引流管给予溶栓药物，切记不可注入生理盐水进行冲洗，以免将管内阻塞物冲至脑室系统，引起脑脊液循环受阻。经上述处理后若仍无脑脊液流出，按需更换引流管。

（2）颅内压、引流管、引流液有异常时，应报告医师处理。

第九章　阴道灌洗常见并发症的预防与处理规范

一、感染

（一）预防

（1）月经期、产后或人工流产后子宫颈未闭或有阴道出血的患者，不宜行阴道灌洗，以防引起上行性感染。

（2）阴道冲洗时应严格消毒和遵守无菌操作原则，动作轻柔；勿损伤阴道壁和宫颈组织。

（3）每次冲洗必须将阴道内及宫颈穹隆处分泌物冲洗干净。

（二）处理

（1）立即停止阴道灌洗，观察生命体征、阴道分泌物等情况，发现异常及时记录并向医师汇报。

（2）在患者出现感染症状或疑有全身广泛感染，且伴有发热、寒战、腰痛时，应根据患者药敏试验等情况，遵医嘱应用抗生素。

二、阴道壁和宫颈组织损伤

（一）预防

（1）选择合适的冲洗液。

（2）冲洗过程中动作轻柔。

（3）注意冲洗头插入不要过深，防止损伤局部组织引起出血。

（二）处理

（1）轻度的阴道损伤，可以暂时不作处理，安抚患者。

（2）严重的阴道损伤应按不同程度区别处理，遵医嘱行阴道/宫颈上药。

三、出血

（一）预防

（1）宫颈癌等宫颈或阴道有活动性出血的患者禁止行阴道冲洗，以防加重出血，可行外阴擦洗。

（2）产后10天或妇产科手术2周后的患者，若合并阴道分泌物混浊、有臭味、阴道伤口愈合不良、黏膜感染坏死等，可行低位阴道灌洗，灌洗筒的高度一般不超过床沿30 cm。

（二）处理

（1）发现阴道大出血、坏死组织及引流物较多时应及时报告医师，予以填塞等止血处理。

（2）必要时行伤口缝合止血。

四、烫伤

（一）预防

（1）阴道冲洗前，根据患者病情选择冲洗液。

（2）使用温度计严格测量温度后才能执行操作，灌洗液温度在40℃左右，以病人舒适为宜。

（二）处理

（1）发生烫伤后，根据烫伤程度进行处理。

（2）做好患者的安抚工作。

第十章　脐部护理常见并发症的预防与处理规范

一、脐炎

（一）预防

（1）断脐时严格遵守无菌操作，断脐 24 h 后不宜用纱布覆盖脐部。

（2）护理脐带残端应注意无菌操作，尤其脐血管插管时应进行严格无菌操作。

（3）沐浴时注意保护好脐部，及时擦干水，保持脐窝及脐周清洁干燥。

（4）出生后勤换尿布，防潮湿，尿布不要覆盖于脐部，以防尿裤浸湿或污染脐部。男婴应将阴茎朝下，以防尿液泡湿脐部。

（5）每天注意观察脐部有无红肿、渗液、异味等感染征象，如有异常及时处理。

（二）处理

（1）严格执行无菌技术操作。

（2）严密观察新生儿体温、脐断端及周围皮肤变化。脐部感染部位每日用碘伏或 75% 酒精彻底清洁消毒 1～2 次，保持脐部清洁、干燥，直至脐带残端脱落。勿强行剥落脐带。

（3）有感染无脐周扩散者局部涂 75% 的酒精；如脐部见明显脓液、脐周有扩散或有全身症状者，用 3% 双氧水彻底清洗脐根部，再用 75% 酒精消毒周围皮肤，消毒直径为 5 cm 左右，并遵医嘱予以抗菌药物治疗。

（4）脐部慢性肉芽肿可用硝酸银棒或 10% 硝酸银溶液涂擦。

二、脐出血

（一）预防

（1）掌握正确的剪脐时机和指征，剪脐后严密观察脐部情况。

（2）脐带未脱落或刚脱落时，应避免衣服和尿裤对脐部的刺激。

（3）沐浴时注意保护好脐部，及时擦干；消毒脐根部时，宜动作轻柔。

（二）处理

（1）脐带脱落后出现少量渗血，先用碘伏消毒，再用75%的酒精消毒脐部。如有新鲜血痂，无须去除血痂，以免加重出血；超过两天的陈旧性血痂，应用碘伏轻轻去除，并观察有无继续出血；如出血不止，用蘸有0.1%的盐酸肾上腺素的棉球轻轻按压，直至止血。

（2）脐带结扎不完全、大量出血时，应立即通知医师重新结扎，并分析原因，排除出血性疾病。

（3）必要时用纱布加压包扎止血。

第十一章 新生儿沐浴常见并发症的预防与处理规范

一、受凉

（一）预防

（1）调节室温至 26~28℃，水温应控制在 38~39℃。

（2）提前准备沐浴用物，沐浴后立即用毛巾包裹。

（3）沐浴时间不宜过长，减少暴露时间，动作宜轻、快。

（4）沐浴过程中观察新生儿反应。

（二）处理

（1）做好保温措施。

（2）测量并观察新生儿体温、精神状况和吸吮情况。

（3）予以侧卧位，观察新生儿有无呕吐，防止新生儿窒息。

（4）出现鼻塞、打喷嚏、发热、腹泻等症状时，立即报告医师，遵医嘱用药等处理。

二、烫伤

（一）预防

（1）沐浴水温控制在 38~39℃。

（2）先放冷水再放热水，操作者用手腕内侧测试水温是否舒适，或使用专门的水温计测量水温。

（3）远离热源：包括热水管、热水龙头、热水器、热电暖气等。

（二）处理

（1）脱离热源，用冷水冲洗烫伤部位，或将创面浸入洁净的冷水中浸泡 20~30 分钟，特殊部位可使用冷敷。

（2）若烫伤部位被衣物粘住，不可硬脱下来，可以一边浇水，一边用剪刀剪下。

（3）烫伤部位冷却后，用干净的纱布盖住；如有水泡，不可挤破，通知医师处理。

三、感染

（一）预防

（1）规范沐浴区基本设施要求，定期做好空气及沐浴用品的消毒。沐浴区与储存区分区明确，设流动水沐浴池。

（2）有传染性疾病或患有皮肤化脓性疾病的工作人员不得接触新生儿。

（3）沐浴用物如护肤霜、眼药水、沐浴液等应专人专用，一人一巾一盆。

（4）有感染性疾病和有非感染性疾病患儿应分开予以沐浴。按照"先非感染患儿，后感染患儿"的原则进行沐浴，采取隔离措施的患儿最后沐浴。

（5）确认治疗、护理用品在有效期内，一人一用一更换。

（6）按照从头到脚，从清洁部位到污染部位的顺序进行沐浴。

（7）不可用力去除婴儿头部皮脂结痂，可涂油剂浸润，如液状石蜡、植物油等，待痂皮软化后清洗。

（二）处理

（1）有感染性疾病患儿最后沐浴。

（2）沐浴后做好沐浴用品清洁消毒工作。

（3）查找感染原因，遵医嘱给予处理。

第十二章 新生儿暖箱使用常见并发症的预防与处理规范

一、感染

（一）预防

（1）严格执行消毒隔离制度，操作前洗手或用速干手消毒液消毒双手。

（2）保持暖箱清洁，每日用清水擦拭暖箱。暖箱内表面不宜使用消毒剂，外表面有污染时及时局部用含氯消毒液擦拭。

（3）长期使用暖箱的患儿，暖箱每周更换并进行彻底消毒。患儿出院后对其使用的暖箱进行彻底消毒处理。使用过程中定期进行细菌学监测，每日更换水箱内的灭菌蒸馏水。遵循单元化清洁原则，每月对暖箱进行一次微生物学检测。

（二）处理

（1）更换暖箱，将暖箱做好终末处理。

（2）及时报告医院感染管理科，进行微生物学检测。

（3）保护性隔离的早产儿，暖箱尽量做到专人专用。

（4）协助完善相关检查，遵医嘱根据药敏结果选择合适的抗菌药物。

二、体温不升

（一）预防

（1）请专业人员定期检修，保证暖箱性能良好。

（2）使用时注意观察各仪表值是否显示正常，出现报警时及时查找原因并予以处理。

（3）使用中严格执行操作规程，根据患儿体温调节参数，切记不能随意调节。

（4）各项治疗、护理尽量在暖箱内集中进行，避免过多搬动刺激患儿，及时关闭暖箱门。

（5）使用暖箱时环境温度不宜过低，以免暖箱大量散热。

（6）严格护理交接班。

（二）处理

（1）立即为患儿采取保暖措施（穿衣服或加盖被服）。

（2）及时检查仪器设备的完好性，如有故障立即更换。

（3）根据患儿胎龄、体重及体温情况选择合适的箱温，并调至中性温度。

三、发热

（一）预防

（1）请专业人员定期检修，保证暖箱性能良好。

（2）使用时观察仪器工作是否正常，仪表值显示是否正常，如有异常或报警等情况应及时查找原因并处理。

（3）严禁突然提高暖箱温度，以免新生儿体温突然上升。

（4）密切观察患儿生命体征变化，注意面色、呼吸、心率、体温等，做好记录。

（二）处理

（1）立即为患儿采取散热措施。

（2）及时检查仪器设备的完好性，必要时切断电源，请专业人员维修。

（3）根据患儿胎龄、体重以及体温情况选择合适的箱温，并调至中性温度。

第十三章　新生儿光照疗法常见并发症的
预防与处理规范

一、发热

（一）预防

（1）光疗前正确评估患儿状况，检查光疗箱各项性能是否正常。

（2）根据患儿孕周、体重及日龄设置好蓝光箱内初始箱温。

（3）每4小时测量体温1次，根据患儿实际体温，微调箱内温度，保证患儿体温维持在36.5~37.2℃。

（4）光疗过程中保证新生儿水分及营养的供给。

（二）处理

（1）患儿体温过高时，可适当打开光疗仪侧窗进行散热降温。

（2）体温超过37.8℃或低于35℃应暂停光疗，待体温正常后方可继续。超过39℃时，应给予温水擦浴或温水浴，物理降温半小时后复测体温。

（3）积极查找发热原因，必要时遵医嘱用药。

二、腹泻

（一）预防

（1）光疗治疗中，适当补充水分，增加喂水或母乳的次数和量，尽量减少患儿水分的丢失。

（2）遵医嘱使用调节肠道菌群的药物，减少患儿大便的次数。

（3）加强医护人员手的卫生，预防医院感染。

（二）处理

（1）严密观察生命体征及大便情况（次数、性状、颜色等）。

（2）加强皮肤护理。新生儿皮肤柔嫩，大小便会刺激皮肤容易引起红臀，因此要及时更换尿布，臀部清洁后外涂鱼肝油软膏或鞣酸软膏，防止红臀发生。

（3）记录 24 小时出入量，每日监测体重。

（4）腹泻严重者，遵医嘱用药。

三、皮疹

（一）预防

（1）调控好光疗仪内温度，保持光疗仪内清洁卫生，及时清除箱内污物。

（2）光疗前后应彻底清洁全身皮肤，减少感染。

（二）处理

（1）光疗结束后，全身沐浴，保持皮肤清洁。

（2）停止光疗后皮疹多能自行消退，严密观察皮疹的变化。

（3）病情需要时，遵医嘱用药。

四、青铜症

（一）预防

（1）重度黄疸患儿往往发生胆汁淤积，光疗前须测结合胆红素，如大于 68.4 μmol/L，可引起青铜症，不可继续光疗。

（2）光疗过程中，加强巡视，注意患儿全身皮肤颜色等情况。

（二）处理

（1）光疗过程中，一旦发现皮肤颜色异常者，立即停止蓝光治疗，并做好记录。

（2）青铜症一般不需做特殊处理，停止蓝光治疗后，可以逐渐消退。

五、眼损伤

（一）预防

（1）光疗前给患儿佩戴好遮光眼罩，保护新生儿眼睛。

（2）加强巡视，防止眼罩脱落。严密观察患儿有无哭闹、烦躁不安等情况。

（3）可使用毯式黄疸光疗仪或婴儿蓝光床。此类光源对患儿头部未投照，对眼睛无任何刺激。

（二）处理

（1）一旦出现眼损伤，应立即停止光疗。

（2）发生眼损伤，可局部应用滴眼液治疗。

第十四章　新生儿抚触常见并发症的预防与处理规范

一、受凉

（一）预防

（1）操作前调节好环境温度，注意保暖，抚触台面是否温暖舒适，可在空调房中进行，选择性暴露所需要抚触的部位，逐步进行。

（2）抚触者手需提前预热，在抚触前洗手并搓手至微烫，可放置自己脸颊上，以感觉手掌热气渗透至脸颊为宜，处于温暖状态。

（二）处理

（1）保持室内适宜温度。

（2）出现鼻塞、流鼻涕等感冒症状时，暂停抚触，予以保温。

（3）出现腹泻、咳嗽、发热等症状时，遵医嘱对症处理。

二、软组织挫伤

（一）预防

（1）工作人员抚触前，应将指甲修剪整齐，不可佩戴手表、戒指等装饰物。

（2）认真检查台面及周边，避免异物伤害新生儿。

（3）工作人员注意力集中，抚触动作轻柔。

（4）抚触时自如地转动新生儿的手腕、肘部和肩部的关节，不要在关节部位施加压力。

（5）注意观察新生儿反应，如出现哭闹、肌张力增高、兴奋性增加、肤色改变等情况时，立即停止抚触，报告医师处理。

（二）处理

新生儿出现不同程度的身体损害时，立即全身检查，找出原因，报告医师对症处理。

三、呕吐

（一）预防

（1）抚触需在新生儿喝奶后 1 小时进行，如新生儿入睡，则不宜进行。

（2）喂奶后应竖抱新生儿，轻拍背部，使其胃内空气排出。

（3）容易吐奶的新生儿，尽量在两餐奶之间进行抚触，抚触时抬高其头背部。操作者做腹部和胸部抚触时，双手交叉，动作需轻柔。

（二）处理

（1）出现呕吐时立即停止抚触，将新生儿置侧卧或俯卧位，空心掌拍其背部，通过振动方法排除气道内分泌物。

（2）必要时使用吸引装置清理呼吸道分泌物，吸氧，如无好转需进行新生儿复苏治疗。

第十五章　中药直肠滴入常见并发症的预防与处理规范

一、肠道黏膜损伤

（一）预防

（1）插管前，向患者详细解释目的、意义，取得患者配合。

（2）选择粗细合适、质地软的肛管。

（3）插管前常规用液体石蜡油润滑肛管前端，以减少插管时的摩擦；操作时顺应肠道解剖结构，手法轻柔，进入要缓慢，忌强行插入及反复插管。

（4）插入深度要适宜，排气后轻轻插入肛门 15～20 cm，缓慢注入药液。

（5）注意测量中药的温度，一般为 39～41℃，灌肠溶液量不超过 200 mL。

（6）肛门、直肠、结肠手术患者不宜中药直肠滴入。

（二）处理

肛门疼痛和已发生肠出血者应遵医嘱予止痛、止血等对症治疗。

二、腹泻

（一）预防

（1）操作前全面评估患者的病情、意识状态、心理状态、配合能力、排便等情况，耐心解释操作目的、意义，解除其心理负担。

（2）嘱患者排便，以减轻腹压和清洁肠道，便于药液的保留和吸收。

（3）大便失禁的患者，不宜中药直肠滴入。

（4）中药直肠滴入后应注意观察大便的次数、性状与量的变化，如有特殊情况应留取标本送检。

（二）处理

（1）已发生腹泻者，卧床休息，腹部予以保暖。对不能自理的患者，应及时给予便盆。

（2）保持患者皮肤完整性，特别是婴幼儿、老人、身体衰弱者，每次便后用软纸轻擦肛门，温水清洗，并在肛门周围涂油膏以保护局部皮肤。

（3）腹泻严重者，给予止泻剂或静脉输液。

三、虚脱

（一）预防

（1）药液温度应稍高于体温，约 $39 \sim 41℃$

（2）急腹症、严重心血管疾病等患者禁灌肠。

（3）药液滴注速度应根据患者的身体状况、耐受力进行调节。出现脉速变弱、面色苍白、出冷汗、剧烈腹痛、心慌气急等症状时，应立即停止中药直肠滴入并及时与医师联系，采取处理措施。

（二）处理

（1）密切观察患者的面色及生命体征变化，一旦发生虚脱应立即平卧休息。

（2）遵医嘱予以补液等处理。

第十六章　中药熏洗常见并发症的预防与处理规范

一、烫伤

（一）预防

（1）认真评估患者体质及熏洗处的皮肤状况。

（2）煮好的药液应调整至适宜的温度，熏蒸时温度 50～70℃，洗浴时温度 40～45℃。慢性肢体动脉闭塞性疾病、严重肢体缺血、发生肢体干性坏疽者，熏洗时药液温度不可超过 38℃。特别是老年患者，由于对温度的敏感性下降，在熏洗时要防止烫伤的发生。

（3）熏洗时间适宜，一般熏洗时间为 20～30 分钟。

（4）熏蒸时，局部皮肤应与药液保持适当的距离，以温热舒适为宜，防皮肤烫伤。

（5）熏洗时随时观察患者病情变化，询问有无灼痛感，防止患者烫伤。

（二）处理

（1）脱离热源，采取冷疗法，冷敷烫伤部位 30～60 分钟。

（2）烫伤后局部皮肤出现水泡时应避免抓挠，保护创面或涂湿润烧伤膏。正确处理水泡，避免小水泡破损；水泡较大者，可用无菌注射器抽去液体，按无菌操作换药。

二、皮肤过敏

（一）预防

认真评估患者的体质及熏洗处的皮肤状况，询问药物过敏史。

（二）处理

（1）出现皮疹、瘙痒等过敏症状时，应立即停止使用，必要时外涂抗过敏药膏、口服抗过敏药。

（2）保持皮肤清洁，应避免抓挠，防止抓伤。

第十七章 穴位注射常见并发症的预防与处理规范

一、晕针

（一）预防

（1）对初次接受穴位注射、体质虚弱及精神紧张者，应先做好解释，消除其顾虑，同时选择舒适体位，手法要轻。

（2）对饥饿、大渴、疲劳者应先让其进食、饮水、休息后再行穴位注射。

（3）注意室内通风，保持空气新鲜。

（4）注射过程中，随时观察患者的神色，发现晕针先兆及时处理。

（二）处理

（1）立即停止注射，及时拔针，让患者平卧，注意保暖。

（2）轻者饮温开水或糖水后，静卧片刻即可恢复；重者在上述处理的基础上，可遵医嘱针刺人中、合谷、内关、足三里，也可灸百会、气海、关元等穴位，即可恢复。

（3）若仍不省人事，配合医师进行其他治疗或采取急救措施。

二、滞针

（一）预防

（1）精神紧张者，针刺前做好解释，消除患者的顾虑。

（2）操作时，捻针幅度不要过大，得气即可，同时避免留针时间过长出现滞针。

（二）处理

（1）解除患者紧张情绪，分散其注意力，使其肌肉放松。在滞针腧穴附近，进行循按、叩弹针柄，或在滞针附近刺一针，以宣散气血，待肌肉松弛后再起针。

（2）因行针不当、单向捻针造成的滞针，可反向将针捻回，并用刮柄、弹柄法，使缠绕的肌纤维回释，滞针即可消除。

三、弯针

（一）预防

（1）手法要熟练，避免进针过猛、过速。

（2）体位要舒适，针刺过程中不要随意变换体位，保持好针刺部位，使针柄免受外力撞击。

（3）及时处理滞针。

（二）处理

（1）针身轻微弯曲，将针缓缓拔出；若弯曲角度较大，应顺着弯曲的方向顺势将针退出。

（2）体位改变引起者，应协助患者慢慢恢复原来的体位，使局部肌肉放松，再行退针，切忌强行拔针。

四、折针（断针）

（一）预防

（1）认真检查针具，不合要求者剔出不用。

（2）留针时，嘱患者不要随意变换体位。

（3）注射时，勿将针身全部刺入，应留部分针身在体外。

（4）及时正确处理滞针、弯针。

（二）处理

（1）发现断针时要镇静，嘱患者不要移动体位，防止断针陷入肌肉深层。

（2）用止血钳或镊子夹住外露部分拔出。

（3）如断端与皮肤相平或微露于皮肤表面，可用左手拇指、食指垂直轻压针身两旁，使断针显露后，右手用镊子将断针取出。

（4）断针完全陷入肌肉深层时，应配合医师在 X 线下定位，通过手术取出。

五、血肿

（一）预防

（1）仔细检查针具，选择合适的注射器。

（2）熟悉人体解剖结构，避开血管，正确选择穴位。

（3）出针时立即用消毒干棉球按压针孔。

（二）处理

（1）微量皮下出血而致小块青紫者，一般不必处理，可自行消退。

（2）局部肿胀疼痛剧烈、青紫面积较大者，可先冷敷止血后，再做热敷或局部轻轻揉按，以促进局部淤血吸收消散。

第十八章 红外线治疗操作常见并发症的
预防与处理规范

一、烧伤

(一) 预防

(1) 调整治疗仪与创面的距离 (距离创面约 30 ~ 50 cm),避免烫伤。

(2) 正确调节照射温度和照射时间 (20 ~ 30 分钟/次) 后,他人不可随意调节。

(3) 随时观察创面情况。

(4) 治疗仪悬挂"防烫伤"警示标志,注意保持通风散热,定期维护。

(二) 处理

皮肤烧伤者应进行局部冷敷或涂擦湿润烧伤膏等。

二、发热

(一) 预防

(1) 使用时治疗仪上不可覆盖任何杂物,以免影响散热,保持病室通风换气。

(2) 间断或持续使用治疗仪者,测量体温时应先停用半小时后再测量体温。

(3) 嘱患者多饮水,地面定时洒水保湿或使用加湿器。

(4) 高热患者不适合使用红外线治疗仪。

(二) 处理

低热者给予物理降温,必要时遵医嘱使用退热药。

第十九章　气压治疗常见并发症的预防与处理规范

一、疼痛不适

（一）预防

（1）气压垫位置放置正确、平整。根据患者腿围情况穿戴仪器套筒，应松紧适宜，以能伸进两指为宜。

（2）治疗前应保护皮肤，穿棉质长裤或戴腿套，避免治疗仪套筒直接接触皮肤。

（3）使用前检查治疗部位皮肤情况，套筒应避开皮肤破损、硬结等处。

（4）治疗期间，加强巡视，观察被治疗肢体皮肤颜色的变化情况，倾听患者主诉。

（5）掌握正确的操作方法，根据对患者的评估调节治疗模式、时间和治疗压力。老年患者、血管弹性较差患者，治疗压力值应从小开始，逐步递增，直至耐受为止。

（6）注重心理护理，向患者说明治疗的目的，取得患者配合。

（7）定期对仪器进行质检，治疗过程中及时巡视，发现异常及时处理。

（8）把握气压治疗的适应证与禁忌证，如疑似或确诊为急性期静脉血栓栓塞症，对腿套严重过敏，下肢存在感染、丹毒、急性淋巴管炎或开放性伤口，合并严重的心力衰竭或下肢动脉缺血性疾病等禁止使用。

（二）处理

解除压迫，检查气压垫位置放置是否正确，重新调节压力。

二、局部皮肤受损、出血

（一）预防

（1）气压垫位置放置正确、平整，并及时清洁消毒。

（2）根据患者情况调整治疗模式、治疗时间、治疗压力，根据腿围情况穿戴仪器套筒，应松紧适宜，以伸进两指为宜。

（3）治疗期间，加强观察，倾听患者主诉。患者有皮肤破损或有硬结时尽量避免套筒直接压迫，肢体明显肿胀时禁止使用。

（4）治疗前穿一次性棉质长裤或戴腿套，避免在皮肤上直接使用治疗仪。

（5）遵医嘱正确使用治疗仪，凝血功能异常、有出血风险的患者避免使用；定期检修治疗仪，确保功能完好。

（二）处理

（1）发生红斑、瘙痒时，局部可涂地塞米松软膏或百多邦软膏等。

（2）皮肤损伤严重者按压力性损伤处理。

（3）若出血，立即停止操作，撤下套筒。

三、交叉感染

（一）预防

（1）尽量使用一次性裤腿套筒，多人使用同一套筒前穿一次性棉质长裤或腿套，防止交叉感染。

（2）套筒避免接触患者破损皮肤、体液、血液等，一旦接触严格消毒后再使用。

（3）每位患者使用套筒后都需用75%酒精擦拭（橡胶及塑料不可用含氯消毒液擦拭）。

（4）严格区分感染患者，做好明确标识。操作者操作前后规范洗手。

（二）处理

（1）如有感染者，应及时采血化验检查并隔离治疗。

（2）对已出现疾病传播者，报告医师对症治疗。

第二十章 经外周静脉置入中心静脉导管常见并发症的预防与处理规范

一、静脉炎

(一) 预防

(1) 操作时应严格遵守无菌技术操作原则。

(2) 穿刺前向患者介绍穿刺过程、应用目的，做好心理护理。

(3) 穿刺中与患者保持良好的交流。

(4) 接触导管前冲洗干净手套上的滑石粉，有条件的则使用无粉手套。

(5) 选择粗、直、弹性好的肘部大静脉，首选贵要静脉。

(二) 处理

(1) 抬高患肢，使患肢高于心脏水平，促进静脉回流，缓解症状。

(2) 在肿胀部位用50%硫酸镁湿热敷，每次20~30分钟，每日4次。

(3) 在肿胀部位使用抗炎消肿药：多磺酸粘多糖软膏、如意金黄散等。

(4) 一般可不拔管，如材料过敏则要拔除导管。

(5) 局部用水胶体敷料。

(6) 如合并感染，局部用藻酸盐银离子敷料，并遵医嘱应用抗菌药物治疗，严重时拔除导管，导管尖端做细菌培养。

二、导管相关性感染

(一) 预防

(1) 妥善选择穿刺点，最大限度地做好无菌防护。

（2）保持导管末端在适宜的位置，以降低血栓形成的危险，预防性使用抗凝剂或给予溶栓治疗。

（3）选择含预防感染设计或抗菌物质的导管，并使用高渗性的透明敷料粘贴。

（二）处理

（1）当患者出现发热，白细胞升高，穿刺点红、肿、热、痛或脓液流出时及时通知医师。

（2）根据医嘱送血培养：经外周静脉和经导管两路取血。

（3）患者症状持续，血培养阳性且无其他感染源，应拔除导管。

（4）如局部感染，穿刺点覆盖的无菌纱布应每天更换，局部使用抗菌药物，并进行穿刺点培养。

（5）使用抗生素治疗 10 ～ 14 天，如果感染在最初的 48 ～ 72 小时内没有改善，应考虑拔管。

三、导管堵塞

（一）预防

（1）选择适宜的器材和管径。

（2）给予及时、充分、正确的脉冲式冲管。

（3）置管后行胸片检查，确认导管有无打折、盘绕或其他受损迹象，导管末端是否在正确位置。

（4）正确选择冲洗液、冲洗容量，严格遵守冲洗频率。

（5）尽量减少可能导致胸腔内压力增加的活动。

（6）预防性使用抗凝药物或溶栓药物。

（二）处理

（1）溶栓治疗

①不全堵塞患者直接注入 1 mL 配好的尿激酶（5000 U/mL），保留 20 分钟，回抽后，立即用 20 mL 以上生理盐水脉冲冲管。

②完全堵塞患者使用负压技术溶栓，去除输液接头，换上预冲好的三通管，三通管一直臂接导管，另一直臂接配好的尿激酶溶液（5000 U/mL），侧臂接空注射器（20 mL）。先使导管与侧臂相通，回抽注射器活塞，然后迅速将三通管打成两直臂相通，导

管内的负压会使尿激酶溶液进入导管内约 0.5 mL，保留 20 分钟，20 分钟后回抽若不通，可以重复几个循环。

（2）如果仍然不能溶解堵塞物，可行放射造影检查，以便排除导管易位、导管损伤、导管外的血管堵塞（血栓形成）。

四、血栓形成

（一）预防

（1）选择粗大、柔软、有弹性的血管。

（2）置管时应根据血管和导管的比例、血管粗细，选择能满足治疗需要的最细规格的导管。

（3）穿刺时避免误穿、穿透血管，减少血管内膜的损伤。

（4）对易生成血栓的患者可考虑预防性应用抗凝和溶栓药物，保持导管末端在适当的位置。

（二）处理

（1）制动 10～14 天、抬高患肢，禁止在患肢测量血压、按摩及热敷。

（2）局部用 50% 硫酸镁湿敷或多磺酸黏多糖软膏涂抹。

（3）抗凝治疗

①低分子肝素钙皮下注射。

②利伐沙班：不需控制国际标准化比值（INR），不受饮食影响。

③华法林：需控制 INR，受食物（绿色青菜）的影响。

（4）慎重拔管：抗凝治疗 14 天，D-二聚体正常，可拔管；D-二聚体高，继续抗凝，直到正常才能拔管。

五、导管断裂

（一）预防

（1）正确固定导管，不形成锐角，否则导管容易折叠、断裂。

（2）应避开肘关节穿刺。

（3）告知患者应如何自我观察导管是否折叠。

（4）告知患者不要频繁做屈肘动作（如搓麻将）。

（5）保护被穿刺侧手臂，不做剧烈活动，不让外力伤及导管。

（6）一旦导管体外断裂，叮嘱患者拽住残端导管及时就医，防止导管进入体内。

（二）处理

（1）安慰患者，缓解其紧张情绪。

（2）在怀疑导管断裂稍靠上的位置结扎止血带。

（3）止血带应松紧适宜，以能阻止静脉回流，同时不影响动脉供血为宜，每15分钟放松1次。

（4）限制患者活动，告知患者平卧。

（5）摄片确认导管断端的位置，如导管进入体内，行静脉切开或在导管室医师协助下取出导管。

第二十一章 血液透析常见并发症的 预防与处理规范

一、透析中低血压

（一）预防

血液透析中低血压的防治应以预防为主，包括积极预防、早期发现、快速处理、适当扩容。预防血液透析中低血压的分级方案：

一级方案：

（1）准确评估、调整患者干体重，控制水、钠的摄入量。

（2）准确评估血液透析过程中钠制剂的应用量。

（3）血液透析过程中禁食。

（4）采用碳酸氢盐透析液。

（5）透析室温度 <24 ℃，透析液温度设定为 36.5 ℃以下。

（6）调整降压药物。

（7）根据患者具体情况及不同降压药物的血液透析清除率等合理使用和调节降压药物。

（8）评估心功能，合并心力衰竭的患者，可给予强心治疗。

（9）积极治疗原发疾病，改善患者营养状态，增加热量供给，纠正贫血，纠正低蛋白血症。

二级方案：

一级方案控制不佳时，应当采取下列措施：

（1）尝试个体化血容量监测与反馈模式。

（2）降低透析效率，调整血流量 <200 mL/min、透析液流量 <350 mL/min，降低

透析过程中溶质的清除速率，避免血浆渗透压下降过快导致血管再充盈不足。

（3）逐渐降低透析液温度，必要时可降至 34 ℃，注意不良反应。

（4）改变透析方式，如可调为钠透析、序贯透析或血液滤过。

（5）延长透析时间和/或增加透析频率。

（6）采用 1.5 mmol/L 或更高浓度钙的透析液，但 1.75 mmol/L 钙透析液，有增加血管钙化及心血管事件的风险，尽量避免长期使用。

三级方案：

当一、二级方案都无效时，可以采取下列措施：

（1）补充左卡尼汀：部分透析中低血压患者给予左卡尼汀 1~2 g，每次透析结束前静脉注射。

（2）腹膜透析：上述所有方案均不能有效控制透析中低血压的患者时可以考虑转换为腹膜透析。

（二）处理

（1）立即减慢血流量，停止超滤，调整患者至头低足高位。

（2）液体输注：对停止超滤与体位干预后没有改善的患者，快速输注一定量的液体，迅速扩张血容量。

①遵医嘱应用高渗葡萄糖溶液、等渗、高渗盐水：

a. 50% 葡萄糖注射液 40~100 mL，静脉注射。

b. 生理盐水或高渗氯化钠溶液、4% 或 5% 碳酸氢钠 100~200 mL，快速静脉输注，并在后续透析过程中进行超滤治疗，以清除过多补充的钠。

②输注晶体液无效的患者可以考虑输注胶体液：

a. 20% 甘露醇溶液 100~200 mL，快速静脉滴注。

b. 羟乙基淀粉溶液：一次透析中应用量不宜超过 100 mL，并且合并脓毒血症和重症患者禁用。

c. 补充 20% 甘露醇溶液或羟乙基淀粉溶液后仍然无效的患者，可以考虑输注人血白蛋白。

（3）上述治疗无效的顽固性透析中低血压的患者，必要时可以考虑给予多巴胺注射液 20~40 mg，缓慢静脉注射。

（4）上述治疗均无效时，可提前终止透析治疗。

二、肌肉痉挛

（一）预防

（1）多出现在每次透析的中后期。寻找诱因是处理的关键，诱因如透析中低血压、超滤速度过快、应用低钠透析液治疗、血电解质紊乱和酸碱失衡等。针对可能诱发因素，采取预防措施。

（2）防止透析期间低血压发生及透析期间体重增长过多，每次透析期间体重增长不超过干体重的5%；避免透析中超滤速度过快，尽量不超过 0.35 mL/（kg·min）。

（3）适当提高透析液钠浓度。采用高钠透析或序贯钠浓度透析，但应避免高钠血症的发生，并注意患者血压及透析期间体重增长。

（4）积极纠正低镁血症、低钙血症和低钾血症等电解质紊乱。

（5）鼓励患者加强肌肉锻炼。

（二）处理

（1）减慢血流量，暂停或减少超滤。

（2）根据诱发原因采取措施，包括快速输注生理盐水、50%葡萄糖溶液或20%甘露醇溶液。

（3）适当提高透析液温度。

（4）对痉挛肌肉进行挤压按摩，缓解疼痛。

三、恶心、呕吐

（一）预防

（1）积极寻找原因。常见原因有透析低血压、透析失衡综合征、透析器反应、透析液受污染或电解质成分异常（如高钠血症、高钙血症）等。

（2）针对诱因采取相应预防措施是避免出现恶心呕吐的关键。

（二）处理

（1）减慢血流量，暂停超滤。

（2）协助患者头偏一侧，保持呼吸道通畅。

（3）分析原因，针对病因予以相应处理。

（4）在针对病因处理基础上采取对症处理，如应用止吐剂。

（5）加强对患者的观察及护理，避免发生误吸事件，尤其注意神志欠清者。

四、头痛

（一）预防

（1）积极寻找原因。常见原因有透析失衡综合征、严重高血压和脑血管意外等。

（2）针对诱因采取适当措施是预防关键。包括应用低钠透析，避免透析中高血压发生，规律透析等。

（3）改善水质，采用超纯水透析，预防硬水综合征。

（二）处理

（1）明确病因，针对病因进行干预。

（2）如无脑血管意外等颅内器质性病变，可应用对乙酰氨基酚等止痛。

五、胸痛、背痛

（一）预防

（1）积极寻找原因。常见原因是心绞痛（心肌缺血），其他原因还有透析中溶血、低血压、空气栓塞、透析失衡综合征、心包炎、胸膜炎及透析器过敏等。

（2）针对胸背疼痛的原因采取相应预防措施。

（二）处理

在明确病因的基础上采取相应治疗。

六、皮肤瘙痒

（一）预防

（1）寻找可能原因，如尿毒症本身、钙磷代谢紊乱、透析器反应等。

（2）针对可能的原因采取相应的预防手段。包括控制患者血清钙、磷和全甲状旁腺激素，避免应用引起瘙痒的药物，使用生物相容性好的透析器和管路，避免应用对皮肤刺激大的清洁剂，应用保湿护肤品，选用全棉制品衣服等。

（二）处理

保证充分透析，应用对症处理措施，包括应用抗组胺药物、外用含镇痛剂的皮肤润滑油、联用血液灌流治疗。

七、失衡综合征

（一）预防

（1）首次透析患者：采用低效透析方法，包括减慢血流速度、缩短每次透析时间、应用膜面积小的透析器等。

（2）维持性透析患者：采用钠浓度曲线透析液序贯透析。规律、充分透析，增加透析频率、缩短每次透析时间等。

（二）处理

（1）轻者减慢血流速度。伴肌肉痉挛者可输注 4% 碳酸氢钠、10% 氯化钠或 50% 葡萄糖溶液，并予相应对症处理。如无缓解，则提前终止透析。

（2）重者（出现抽搐、意识障碍和昏迷）立即终止透析，并作出鉴别诊断排除脑卒中，同时输注 20% 甘露醇，之后根据治疗反应给予其他相应处理。

八、透析器反应

（一）预防

（1）透析前充分冲洗透析器和透析管路。

（2）对于高危人群可于透析前应用抗组胺药物，并停用 ACEI。

（3）复用透析器及选择生物相容性好的透析器可预防部分 B 型透析器反应。

（二）处理

透析器反应临床分为两类：A 型反应（过敏反应型）和 B 型反应。A 型透析器反应主要发病机制为快速的变态反应，常于透析开始后 5 分钟内发生，少数迟至透析开始后 30 分钟。

（1）A 型透析器反应

①立即停止透析，夹闭血路管，丢弃管路和透析器中血液。

②给予抗组胺药、激素或肾上腺素药物治疗。

③如出现呼吸循环障碍，立即给予心脏呼吸支持治疗。

（2）B 型透析器反应

发作程度常较轻，多表现为胸痛和背痛。给予鼻导管吸氧及对症处理即可，常无须终止透析。

九、心律失常

（一）预防

（1）纠正诱发因素，如高钾血症等。

（2）积极治疗心脏基础疾病，改善贫血。

（二）处理

（1）透析间期心律失常

①明确心脏基础疾病，查找病因与诱发因素。

②药物治疗：对导致血流动力学不稳定的心律失常，应立即处理病因与诱因，尽快给予相应药物治疗。

③积极纠正电解质紊乱。

④根据心律失常的具体情况采取对应措施，如电复律、安置心脏起搏器、射频消融等。

（2）透析中心律失常

①立即行心电图检查，给予心电血压监护。急查血电解质、肌钙蛋白等。

②常见诱因及紧急处理：

a. 高钾血症或伴有酸中毒：避免降钾过快、纠正酸中毒。

b. 低钾血症或伴有低钙血症：避免使用低钾、低钙透析液。

c. 心衰患者：超滤速度不宜超过 15 mL/min，延长透析时间。

d. 新发冠脉综合征：口服或静脉滴注硝酸甘油，口服抗血小板药物；尽快停止透析，转专科治疗。

e. 出现心搏骤停，立即终止透析，启动心肺复苏。

③抗心律失常药物治疗。

十、溶血

(一) 预防

(1) 透析中严密监测透析管路压力。

(2) 确认机器透析液浓度和温度在正常范围内，避免过低钠浓度透析及高温透析。

(3) 严格监测透析用水和透析液，严格消毒操作，避免透析液污染等。

(4) 做好"三查八对"，防止异型输血。

(二) 处理

(1) 一旦发现溶血，立即处理。

(2) 重者终止透析，夹闭血路管，丢弃管路中血液，吸入高浓度氧气。

(3) 及时纠正贫血，必要时可输新鲜全血。

(4) 严密监测血钾，避免发生高钾血症。

十一、空气栓塞

(一) 预防

(1) 开始透析前，确保血液管路充分预充且已彻底排气，安装稳妥，无破损，各连接处牢固、连接紧密。动、静脉壶液面不低于3/4。

(2) 透析开始后，应确认透析器空气安全监控装置处于工作状态。

(3) 在血泵前输液时，严密观察，快速输液时，专人看管。

(4) 严禁空气回血。

(二) 处理

(1) 空气不慎进入血液循环管路时，应及时排气。

(2) 一旦发生应紧急处理，立即抢救。

①立即夹闭静脉管路，停止血泵。

②采取左侧卧位，并保持头低足高位。

③采取心肺支持手段，包括吸纯氧，采用面罩或气管插管等。

④如空气量较多，有条件者可进行右心房或右心室穿刺抽气。

（3）有脑水肿或已昏迷患者，给予地塞米松5 mg，注入肝素及低分子右旋糖酐，改善微循环。

（4）采用密闭式回血。

十二、发热

（一）预防

（1）严格规范操作，避免因操作引起致热原污染。

（2）使用一次性透析器。

（3）透析前应充分冲洗透析管路和透析器。

（4）加强透析用水及透析液监测，避免使用受污染的透析液进行透析。

（二）处理

（1）患者开始发生热原反应时，应立即提高机器温度至38.5℃，减慢血液流速，给予患者保温。对于出现高热的患者，首先予以对症处理。

（2）考虑细菌感染时做血培养，严格执行无菌技术操作规程，一旦发现器械污染或疑有污染，应立即更换。如为导管感染，立即拔管，重新在另一部位置管，予以抗生素治疗。

（3）考虑非感染引起时，可以应用小剂量糖皮质激素予以治疗。

（4）高热患者由于发热和出汗，故超滤量设定不宜过多。

（5）为了维持一定的血药浓度，对发热患者进行抗生素治疗应在透析后。

十三、透析器破膜

（一）预防

（1）透析前应仔细检查透析器。

（2）透析中严密监测跨膜压，避免出现过高跨膜压。

（3）透析机漏血报警等装置应定期检测，避免发生故障。

（4）透析器复用时应严格进行破膜试验。

（二）处理

（1）一旦发现应立即夹闭透析管路的动脉端和静脉端，丢弃体外循环中的血液。

（2）更换新的透析器和透析管路进行透析。

（3）严密监测患者生命体征、症状和体征情况，一旦出现发热、溶血等表现，应采取相应处理措施。

十四、体外循环管路凝血

（一）预防

（1）透析治疗前全面评估患者凝血状态、合理选择和应用抗凝剂。

（2）加强透析中凝血状况的监测，并尽早采取措施进行防治。

（3）避免透析中输注血液、血制品和脂肪乳等，特别是输注凝血因子。

（4）定期监测血管通路血流量，避免透析中再循环过大。

（5）避免透析时血流速度过低。

（6）动、静脉壶的血液面如泛起泡沫，轻轻敲打，消除泡沫。

（7）行 CRRT 时，尽可能采用前稀释法输入置换液。

（二）处理

（1）轻度凝血：追加抗凝剂用量，调高血流速度，从泵前输入生理盐水冲洗管路。严密监测患者体外循环凝血情况，一旦凝血程度加重，应立即回血，更换透析器和透析管路后继续透析治疗。

（2）重度凝血：立即回血。如凝血重而不能回血，直接丢弃体外循环透析管路和透析器。

（3）对无抗凝剂的体外血液循环净化，合理选择透析器，用肝素盐水浸泡并循环 30 min 以上。在患者病情允许的情况下，血流量应调至 250～300 mL/min。每 30～60 min 从泵前输液侧管以 100 mL/min 左右的流速输入生理盐水。

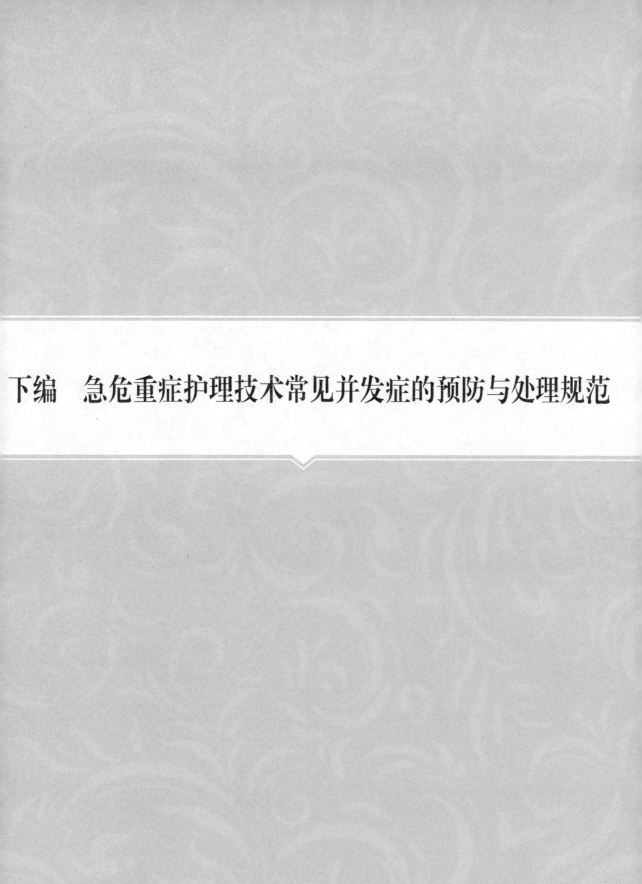

下编　急危重症护理技术常见并发症的预防与处理规范

第一章　成人基础生命支持并发症的预防与处理规范

一、胃膨胀和返流

（一）预防

（1）行心肺复苏术（CPR）时每次吹气时间＞1秒，要均匀缓慢吹气，防止气体进入胃内导致胃膨胀。

（2）注意检查和调整头部及气道位置，保证气道通畅。观察胸部的起伏，避免气道压力过高。

（3）CPR过程中注意观察胃区有无隆起，情况允许时可用口对鼻吹气代替口对口吹气。

（4）环状软骨加压法：即吹气时轻压环状软骨，使食管闭塞，阻止气流经食管进入胃内。

（二）处理

发生返流时，将患者头偏向一侧，及时清理呼吸道分泌物，院内实施时备好吸引用物，遵医嘱对症处理。

二、肋骨骨折、胸骨骨折、血气胸、肝脾破裂

（一）预防

（1）行心脏按压时按压位置要准确，手掌根部位于患者肋骨中线与两乳头连线交点处或胸骨下半部。

（2）按压要平稳，有节律地垂直施加压力，不左右摇摆，不冲击式按压。

（3）按压力度适中，不宜用力过猛。成人按压深度为胸骨下陷至少5 cm，但不超

过 6 cm；8 岁以下儿童的按压深度为胸部前后径的 1/3 （婴儿大约 4 cm；儿童大约为 5 cm）。

（4）按压方法正确，每次按压后，迅速放松，放松时手掌根部不离开胸壁，保证胸廓充分回弹。

（5）严密观察病情，监测生命体征，注意有无面色苍白、出冷汗、四肢发凉等休克症状，并了解腹痛、腹胀、呕吐及腹部体征等变化。

（二）处理

（1）心肺复苏后行影像学检查，判断是否发生骨折。

（2）患者取平卧位，对骨折部位进行包扎固定，遵医嘱予以呼吸支持、止痛等对症处理，必要时行胸腔穿刺或引流、手术治疗等。

第二章 胸外心脏非同步电复律（电除颤）并发症的预防与处理规范

一、局部皮肤灼伤红肿、疼痛

（一）预防

（1）专用导电糊涂抹均匀或放置 4~6 层湿生理盐水纱布（湿度合适），两块电极板之间的距离应超过 10 cm，不可用耦合剂代替导电糊。

（2）电极板与患者皮肤密切接触，两电极板之间的皮肤应保持干燥，避免灼伤。

（3）禁用乙醇，否则可能引起皮肤灼伤。

（二）处理

（1）轻者一般无须特殊处理，2~3 天后可自行消退，或保持清洁，涂烫伤膏。

（2）重者按外科换药处理皮肤伤口。

二、血栓脱落引起心、肺、脑、下肢栓塞

（一）预防

对过去有栓塞史者，可在电除颤前先给予抗凝治疗。

（二）处理

（1）遵医嘱酌情溶栓。

（2）观察局部血液循环情况，及时对症处理。

三、心律失常

（一）预防

（1）严格掌握电除颤的使用范围。

（2）尽可能选择低能量除颤。

（3）必要时可使用利多卡因预防。

（二）处理

（1）多数几秒钟内恢复正常，一般无须特殊处理。

（2）如不消失，遵医嘱药物治疗。

（3）若为室性心律失常，先行电除颤，再行药物治疗。

四、心肌损伤

（一）预防

（1）避免使用不必要的高能量。

（2）选用大小适当的电极，避免两电极之间距离过近。

（二）处理

（1）一般无须特殊处理，可加强监护。

（2）血压持续降低时，遵医嘱给予升压药。

（3）遵医嘱给予营养心肌治疗。

第三章　心电监护常见并发症的预防与处理规范

一、胸前区皮肤过敏或破损

（一）预防

（1）操作前清洁皮肤，每班观察粘贴电极片处的皮肤。

（2）连续心电监测 24 小时后需更换电极片和电极片的位置，以防粘贴过久刺激皮肤。

（3）对电极片过敏者，使用抗过敏电极片。

（二）处理

（1）发生胸前区皮肤过敏或破损时立即更换电极片部位。

（2）过敏处皮肤可用抗过敏药膏外涂，破溃处保持清洁干燥或用无菌注射器抽瘪水泡。

（3）指导患者不要抓挠皮肤瘙痒处，避免感染。

二、手指皮肤坏死

（一）预防

（1）每隔 1~2 小时更换血氧饱和度传感器测量部位，并观察手指的末梢循环情况和皮肤情况。

（2）尽量避免在肢体水肿部位安装传感器，严禁在皮肤破损部位安装传感器。

（二）处理

（1）立即更换血氧饱和度传感器的测量部位，严格做好交接班工作。

（2）情况严重时需请专科会诊。

三、测量部位淤斑形成

(一) 预防

(1) 血压计袖带松紧适宜，以插入一指为宜。

(2) 根据患者血压实际情况，遵医嘱合理设置自动测量血压间隔时间，必要时测压间歇可松解袖带。

(3) 测量患者凝血功能情况，每班观察袖带部位皮肤，定时轮换测量肢体，出现淤斑则暂停在此肢体测量血压。

(4) 禁止在偏瘫肢体及血运差的肢体上测量血压，避免在被测肢体上抽血。

(二) 处理

(1) 立即更换测量的部位，严格做好交接班工作。

(2) 改善患者凝血功能。

(3) 热敷局部，促进淤斑消散，情况严重时请专科会诊处理。

第四章　中心静脉压监测常见并发症的
预防与处理规范

一、感染

（一）预防

（1）严格进行无菌操作，提高操作技术水平。

（2）置管后第 1 个 24 小时更换敷料，之后无菌透明敷料每 7 天更换 1 ~ 2 次，纱布敷料每 48 小时更换 1 次。敷料潮湿、卷曲、松脱、破损、有明显污染、渗液时，应立即更换。

（3）消毒时以导管为中心，直径 8 ~ 10 cm，用 0.5% 氯己定溶液消毒 3 遍或用 75% 乙醇和碘伏各消毒 3 遍，再覆盖透明敷料。

（4）消毒导管接头横切面及周围，时间 >15 秒，尽量减少接口开放次数。采用分隔膜式输液接头，减少回血，降低感染率。

（5）使用整体、密闭的输液及测压装置，测压管每日更换，有污染时随时更换。尽量少用输液附加装置和尽可能减少对输液附加装置的操作次数。

（6）如为有创中心静脉压测定，压力传感器及管路必须保证密闭，压力传感器及测压管按说明书要求进行更换。

（7）每班检查穿刺点（导管入口处）有无红肿、触痛、硬结、渗液等情况及全身症状，如有异常应及时汇报处理并记录。

（8）每天评估留置导管的必要性，达到治疗目的、病情允许后应尽早拔管。

（9）使用多腔多用途导管较使用单腔管感染率高，故宜选择单腔置管。

（二）处理

（1）置管的患者出现高热时，如果找不到发生高热的其他原因，应及时拔出中心静脉导管，将导管尖端送微生物检测，同时采集静脉血进行微生物检测。

（2）根据血培养结果明确感染的细菌及其敏感的药物后，遵医嘱全身应用抗菌药物。

二、空气栓塞

（一）预防

（1）每日检查所有输液管路的连接是否牢固，各个连接点应妥善固定，防止漏气和脱出。

（2）输液瓶内液体快滴完时应及时更换，避免液体滴空。

（3）连接前检查测压套件是否完整，套件各接头要旋紧，测压前后应排尽管路内的气体。

（4）测压时，护理人员应密切观察患者生命体征和管路中是否有空气进入，测压过程中工作人员不得离开患者。

（5）拔管后，立即压迫止血（有出血倾向的患者，按压穿刺点至少20分钟），并用无菌纱布覆盖伤口，再用透明敷料粘贴24小时。

（二）处理

（1）如果不慎进入少量空气，可以通过中心静脉导管抽出含气泡的血液；大量气体进入后，立即将患者置于左侧卧位、头低足高位。

（2）立即报告医师，给予高流量吸氧，提高患者的血氧浓度，纠正缺氧状态。

（3）出现心跳停止时，按心肺复苏的原则积极抢救。

（4）严密观察患者的病情变化，如有异常及时对症处理。

（5）安慰患者，缓解其紧张、恐惧情绪。

三、静脉血栓

（一）预防

（1）穿刺成功后立即缓慢推注生理盐水，防止血液在导管内凝固，输血前后需用生理盐水充分冲洗，输液结束后正确封管。

（2）每次输液（输血）时要用注射器回抽，确认置管通畅后才可使用。

（3）测压完成后应及时打开输液器，避免管道堵塞。

（二）处理

（1）遇输液不畅、疑有管腔堵塞时，严禁强行冲管，以防血块堵塞。

（2）也可边反复回抽，边沿导管的走向逆行持续揉摩，将导管内血栓条抽出，再用生理盐水接导管口，回抽血液，判断针管内无凝血块，才可继续保留导管。

（3）明确导管内血栓者，请血管外科或介入科医生会诊，给予抗凝或溶栓治疗，遵医嘱保留或拔除导管。

四、导管堵塞

（一）预防

（1）要确保压力袋的压力始终保持在 300 mmHg；冲洗液不足时及时更换；对于高凝患者可配置肝素冲洗液。

（2）正确地冲管、封管。

（3）每班检查，管道无打折及扭曲。

（二）处理

用抽吸法将血栓吸出，严禁高压冲洗，或遵医嘱拔除导管。

第五章 微量注射泵操作常见并发症的预防与处理规范

一、微量注射泵报警

（一）预防

（1）熟悉微量注射泵的性能及操作规程，遵医嘱设定注射速度和注射时间。

（2）使用与微量注射泵配套的管路和注射器，避免输液速度与输液量之间的误差。

（3）输液时加强巡视，观察穿刺部位及微量注射泵工作状态，及时处理输液故障。

（4）规范操作，连接微量注射泵前先用无菌生理盐水脉冲式冲管，必要时使用肝素盐水脉冲式冲管，保证管路通畅。

（5）告知患者不要调节注射泵参数，不要随意搬动注射泵，输液侧肢体不要剧烈活动。

（6）确保电源连接紧密，注射器正确卡入微量注射泵卡槽内，查看延长管有无打折、脱落。

（7）使用过程中如需调整注射速度，应先按停止键，重新设置速度后再按启动键。

（8）定期检查微量注射泵性能，测试微量注射泵注射速度是否准确。

（二）处理

（1）确保电源、机器没有故障，正常运转。

（2）保证管路通畅，延长管无打折、脱落，管道内无气泡。

（3）确保穿刺针处无回血凝固。

二、血液回流

（一）预防

（1）微量注射泵使用过程中应保持高于静脉穿刺肢体 10~20 cm，防止血液回流。

（2）使用正压接头或分隔膜输液接头连接留置针/深静脉导管与注射泵延长管。

（3）加强巡视，及时更换液体，发现回血及时处理。

（4）留置针或深静脉置管患者在微量注射泵使用完毕后，用无菌生理盐水脉冲式封管，必要时使用肝素盐水封管。

（二）处理

（1）发生静脉回血时，根据药物性质和回血量采取不同的处理措施。

①对给药速度要求不严的药物如抗生素类药物，可直接按快进键。

②对给药速度要求很严的药物如硝普钠、多巴胺、高钾溶液等则不能按快进键来处理回血，应将抽有生理盐水的注射器接在穿刺针头上将回血缓慢推入。

（2）如果回血量大，回血至延长管内时，除按上述处理外，需更换延长管，切忌将注射器接在延长管上将回血推入，因延长管可容纳药液，直接推入会造成给药过量，引起不良后果。

（3）如回血已发生堵管，切勿用力推注，以免血栓进入静脉，可去掉肝素帽，消毒后接注射器针头直接抽吸出血栓，如无效，则拔管重新穿刺。

三、注射部位疼痛或静脉炎

（一）预防

（1）严格执行无菌技术操作。

（2）正确选择静脉，对长期微量注射泵泵入治疗者，应有计划地更换输液部位，注意合理使用和保护静脉。输入刺激性强的药液，应尽量选用粗、直、弹性好的血管，选用静脉留置针泵入药物。

（3）危重症患者采用深静脉置管，防止药物浓度过高或用药时间过长而引起注射部位疼痛或静脉炎。

（4）持续维持输液时，每24小时更换1次输液器，预防感染。

（5）输注高渗、高浓度、血管刺激性强的药物前，可在穿刺部位上方预防性使用水胶体敷料。

（二）处理

（1）注射部位疼痛或发生静脉炎时，停止在此部位输液，及时拔除穿刺针。如需要继续泵入药物时，选择正常部位的静脉来建立新的血管通道。

（2）将患肢抬高制动，可用 50% 硫酸镁或 95% 乙醇溶液进行局部湿敷，每日 2 次，每次 15～20 分钟。

（3）确保无外渗的情况下，可在穿刺部位上方 5～8 cm 处局部热敷以缓解疼痛。

四、空气栓塞

（一）预防

（1）输液前认真检查注射器的质量，排尽注射器及针头内空气。

（2）泵入药物过程中加强巡视。

（3）加压输液时，应专人密切观察输液量，输液完毕前及时解压，并关闭输液器开关。

（二）处理

（1）立即将患者置于左侧卧位，保持头低足高位。

（2）给予高流量氧气吸入，报告医师。

（3）有条件时可使用中心静脉导管抽出空气。

（4）严密观察病情变化，如有异常及时对症处理。

（5）安慰患者，缓解其紧张、恐惧情绪。

第六章　全自动洗胃机洗胃常见并发症的预防与处理规范

一、上消化道出血

（一）预防

（1）准确掌握洗胃的禁忌证，操作前对患者做好心理疏导，尽可能消除患者过度紧张的情绪，取得患者配合。

（2）选择合适的胃管，插管动作要轻柔、熟练，胃管深度要适中，成人插入长度为前额发际至剑突的距离，由口腔插入 55 ~ 60 cm。

（3）洗胃压力要适宜，控制在 47 ~ 67 kPa 之间。对昏迷、年长者应谨慎，选用小胃管、小液量、低压力抽吸。当抽吸受阻时，应适当调整胃管深度和转动胃管，以防止负压过大而损伤胃黏膜。

（二）处理

（1）观察洗出液的颜色、量、性状，若发现洗出液混有血液，应立即停止洗胃，严重者立即拔出胃管，通知医生，建立静脉通路，遵医嘱用药。

（2）大量出血时应及时备血、输血，以补充血容量。

二、咽喉、食管黏膜损伤、水肿

（一）预防

（1）对清醒患者做好解释工作，尽量取得其配合。

（2）合理、正确使用开口器，操作轻柔，严禁动作粗暴。

（二）处理

（1）咽喉部黏膜损伤者，可予消炎药物雾化吸入。

（2）食管黏膜损伤者可适当使用制酸剂及黏膜保护剂。

三、急性水中毒

(一) 预防

(1) 选用粗胃管，对洗胃液量大的患者，常规使用脱水剂、利尿剂。

(2) 洗胃时，每次灌注量应在 300 ~ 500 mL。昏迷患者给予小剂量灌洗，每次200 ~ 300 mL。严格记录出、入洗胃液量，保持出入平衡。

(3) 洗胃过程中，应严密观察病情变化，如神志、瞳孔、呼吸、血压等情况以及上腹部是否饱胀等；对洗胃时间较长者，应在洗胃过程中常规检查血电解质，并随时观察有无球结膜水肿等病情变化。一旦出现球结膜水肿，则为严重水中毒。

(4) 为毒物性质不明者洗胃或洗胃液不易取出时，最好选用等渗生理盐水灌注，避免造成水中毒。

(二) 处理

(1) 对已出现水中毒者应控制入水量，轻者禁水即可恢复，重者立即给予3% ~ 5%高渗氯化钠溶液静脉滴注，及时纠正机体的低渗症状，给予利尿剂，增加排尿量，减轻心脏负担，应用甘露醇、地塞米松治疗脑水肿。

(2) 肺水肿严重、出现呼吸功能衰竭者，及时气管插管，给予人工通气。

(3) 出现抽搐、昏迷时，立即用开口器、舌钳保护舌头，同时加用镇静药，提高吸氧流量，并拉起床栏保护患者，防止其坠床。

四、窒息

(一) 预防

(1) 插管前，用液体石蜡油润滑胃管，以减轻对喉部的摩擦和刺激。

(2) 洗胃时，采取左侧卧位，以头下倾20°为宜，及时清除口、鼻腔内分泌物，保持呼吸道通畅；洗毕，反折胃管拔出，防止管内液体误入气管内。

(3) 医务人员熟练掌握插管技术，严格遵守操作规程，确认胃管在胃内后，方可进行洗胃液灌洗。

(4) 操作前备好抢救设备，如氧气、呼吸机、吸引器和心脏起搏器等。

(5) 洗胃过程中，护士不可离开，严密观察生命体征变化。

(6) 昏迷患者禁止催吐，防窒息。

(二) 处理

（1）若发生窒息，立即停止洗胃，及时报告医师，保持患者呼吸道通畅。

（2）协助医师进行心脏复苏等抢救措施。

五、胃穿孔

(一) 预防

（1）洗胃前详细评估患者病史，严格掌握洗胃指征，误服腐蚀性化学物品、近期有上消化道出血、肝硬化并发食管静脉曲张等患者，禁洗胃。

（2）有消化道溃疡病史但不处于活动期者洗胃液应相对减少，单次灌洗量一般300 mL左右，避免穿孔。

（3）做好清醒患者的心理疏导，说明配合方法，保证顺利插管。

（4）熟练掌握洗胃操作规程，动作轻柔。电动洗胃机洗胃时，压力不宜过大，应保持在±50 kPa左右，并注意保持灌入量与抽出量平衡，记录出入洗胃液量。

（5）洗胃过程中，应严密观察病情变化，如神志、瞳孔、呼吸、血压及上腹部是否饱胀，有无烦躁不安、腹痛等。

(二) 处理

（1）有胃穿孔者应立即停止洗胃。

（2）报告医师，立即进行手术治疗。

六、急性胃扩张

(一) 预防

（1）催吐。

（2）小剂量灌洗，保持灌入液量与抽出液量平衡。

（3）洗胃过程中，检查胃管是否盘曲，防止空气吸入胃内。

（4）正确掌握手术切开洗胃指征。

（5）洗胃液进出3~4个来回后，应断开胃管与机器的连接，使胃管尾端低于胃中部，同时逆向挤压胃部，变动胃管位置，促使胃内潴留的液体随重力作用流出。

（6）密切观察患者病情变化，注意其上腹部有无膨隆、有无液体自口鼻腔流出及呕吐情况。

（二）处理

（1）对于已发生急性胃扩张的患者，协助其取半卧位，将头偏向一侧，并查找原因对症处理。如因洗胃管孔被食物残渣堵塞引起，立即换管重新插入将胃内容物吸出；如为洗胃过程中空气吸入引起，则用负压吸引将空气吸出。

（2）对呕吐反射减弱或消失的患者，及洗胃过程中只能灌入不能抽出者，应立即请外科医师切开洗胃。

七、吸入性肺炎

（一）预防

（1）对昏迷患者，先经口或经鼻放置气管插管，可避免或减少洗胃液吸入呼吸道。

（2）洗胃时取左侧卧位，头稍低偏向一侧；对烦躁患者可适当给予镇静剂。

（3）洗胃过程中，严密观察机器运转情况，保持出入液量平衡。

（4）洗胃结束后，应协助和鼓励患者多翻身、拍背，以利痰液排出。有肺部感染者遵医嘱合理应用抗菌药物。

（二）处理

有误吸，立即停止洗胃，取头低右侧卧位，吸出气道内吸入物；气管切开者，可经气管套管内吸引。

八、寒战、高热

（一）预防

（1）洗胃液的温度控制在 $25 \sim 38\,℃$ 之间。过冷易引起寒战、高热，会促进胃蠕动，使毒物进入肠道，不利于彻底洗胃；温度过高可使血管扩张，加速血液循环，促使毒物吸收。

（2）注意给患者保暖，及时更换浸湿衣物。

（二）处理

发生寒战、高热时，立即停止洗胃，给予心理护理；出现寒战，注意保暖；出现高热，遵医嘱予物理降温或药物降温。

第七章 机械通气治疗常见并发症的预防与处理规范

一、机械通气相关性肺损伤

(一) 预防

机械通气相关性肺损伤是由于呼吸机本身因素导致的肺损伤,是最为严重的机械通气并发症之一,包括肺气压伤、肺容积伤、肺萎陷伤和肺生物伤。

(1) 机械通气时尽量使用较小的潮气量,采用肺保护性通气策略。将潮气量设为 6 ~ 8 mL/kg,平台压不超过 30 ~ 35 cmH$_2$O,避免肺容积伤和肺气压伤;使用一定的呼气末正压(PEEP)维持肺泡的开放,减少肺萎陷伤的发生;降低吸气压峰值,使用镇静药和肌肉松弛药,维持血容量正常。

(2) 避免使用较高的 PEEP/CPAP,以减少呼吸无效腔。PEEP 的设置无固定数值,在实际应用时,应选择最佳的 PEEP。大多数患者可按经验给予 8 ~ 12 cmH$_2$O 的压力。一般从低水平开始,逐渐上调待病情好转,再逐渐下调。

(3) 单肺疾病引起的气压伤或单侧原发性肺气压伤可使用不同步单侧肺通气,降低呼吸频率和机械呼吸的吸气压峰值。

(4) 肺气压伤合并 ARDS、脓毒血症、肺内感染时应避免增加 PEEP 水平。

(5) 使用呼吸机过程中,尽量避免做心内穿刺。

(6) 允许性高碳酸血症(PHC)是在对潮气量和平台压进行限制后,分钟肺泡通气量降低,PaCO$_2$ 随之升高,但允许在一定范围内高于正常水平。

(7) 积极治疗原发病,减轻患者咳嗽,及时处理人机对抗,有利于降低气道峰压。

(8) 采用自主呼吸的通气模式(如压力支持通气等),使气道压控制在相对安全的范围。

(二) 处理

(1) 经积极治疗后气道压仍较高,通气和氧合功能仍未见改善,可选用一些非常规通气方法，如体外膜氧合（ECMO）、高频振荡通气（HFOV）、气管内吹气（TGI）、液体通气（LV）、氦-氧混合气通气、吸入一氧化氮（NO）和肺表面活性物质替代治疗等。

（2）出现张力性气胸者，紧急时在气胸侧第 2 肋间隙腋中线外侧穿刺或置入静脉导管，连接注射器抽气，随后放置胸腔引流管排气减压。

（3）出现纵膈气肿时，最有效的减压法是沿颈静脉切迹向头侧切开 2～3 cm 直至深筋膜。

（4）心包气肿时行心包穿刺术。

（5）一旦空气进入血管内立即采取左侧卧位。如气压伤诱导的空气栓塞出现在心脏左侧，不宜采取左侧卧位。如空气量是非致死量，且患者情况稳定，可行高压氧治疗。

二、通气不足

（一）预防

（1）加强气道湿化和充分吸引，及时清除分泌物。

（2）设置合理的呼吸机参数。

（二）处理

（1）如分泌物黏稠不易排出，可使用正确的吸痰方式。如存在支气管痉挛，可应用支气管扩张剂。如导管或套管移位应及时调整位置，必要时及时更换。

（2）对于自主呼吸频率过快、潮气量过小的患者，可给予呼吸抑制剂，如芬太尼 0.1～0.2 mg，必要时可给予非去极化类肌松药，打断自主呼吸，或选用同步性能好的呼吸机。

（3）调整呼吸机的参数，如引起通气不足的患者方面因素已去除，动脉血气分析仍提示 CO_2 潴留，应适当调整呼吸机参数。对通气不足的患者，首选调整 I/E。

三、呼吸道阻塞

（一）预防

（1）保持呼吸道通畅，及时清除口腔、鼻腔、咽喉部分泌物及反流的胃液。开放套囊之前，务必吸净口咽分泌物。加强气道湿化，及时、正确吸痰，防止痰痂形成。

（2）若吸入胃内容物导致支气管痉挛，可用生理盐水反复灌洗吸净，然后用支气管扩张剂雾化吸入。

（3）气囊使用前，必须检查有无漏气，并稳妥固定。

（4）使用呼吸机前，先检查呼吸机装置是否完好。使用过程中，随时检查套管固定是否牢靠，患者翻身时应使头、颈、躯干处于同一轴线上，防止套管旋转角度太大，造成窒息；随时调节呼吸机支架，妥善固定呼吸机管道；对不合作的患者，适当约束双上肢，并给予适量镇静剂。

（5）严密观察患者吸出痰液的颜色、性质及量，一旦发现有痰中带血或血性痰，立即报告医生，及时处理。积极控制切口感染，增加换药次数，并用敏感抗生素稀释液进行气道滴入。

（6）如因插管过深引起，可将导管后退 2 ~ 3 cm。

（7）严密观察患者的呼吸、血氧饱和度变化，备好基本抢救设备。

（二）处理

（1）若内套管阻塞，立即更换，同时加强气道湿化，定时翻身、叩背，正确吸痰，保持呼吸道通畅。若为痰栓阻塞导管端部，可在纤维支气管镜下去除液态或固态梗阻物。

（2）若气管导管脱出，立即用止血钳撑开切口。气管插管 1 周内者，须重新插管；1 周以上者因窦道已形成，直接更换气管导管即可。因气管旋转导致窒息者，则应使患者平卧，将气管套管复位，气道即可通畅。

（3）发生套囊松脱时，必须将气囊放气，并配合医生更换或重新置入气管导管。

（4）若气道大出血，先将气管导管插入，将气囊充气以保持呼吸道通畅，气道黏膜破裂出血可用去甲肾上腺素加生理盐水滴入气道；如为无名动脉出血，须立即手术。

（5）如为皮下气肿压迫气管所致，处理办法是切开减压和排气。

四、呼吸机相关性肺炎

（一）预防

（1）摇高床头 30° ~ 40°，卧位呈头高脚略低位。

（2）集水瓶要始终放在呼吸环路的最低位，并及时清除呼吸机管路中的冷凝水。

（3）所有接触呼吸道的操作要严格无菌，吸痰使用一次性吸痰管，每用 1 次即换，呼吸机管道（包括气管切开内套管、接头过滤器、雾化器）每日消毒，一次性处理或气体消毒后再用。雾化罐内不保留药液，氧气湿化瓶内的灭菌蒸馏水 24 小时更换 1 次，湿化瓶每天随管道一起消毒。

（4）加强病房消毒管理，有条件者使用纯动态空气消毒机。每日3次，每次2~3小时。每天坚持用含氯消毒液擦拭室内地面、病床、床头柜等设施，严格执行探视制度，出入病区更换衣服、鞋，接触患者和操作前后均严格洗手。

（5）对机械通气的患者加强翻身、叩背、排痰护理，每天肺部物理治疗仪拍背6次，每次10~15分钟；每天3次以上的雾化吸入稀释痰液；严格遵照医嘱加入抗生素，以防耐药菌株产生。

（6）短时多次雾化，对排痰、防止痰痂形成有很好的效果，每次雾化5分钟左右，时间不宜过长。

（7）使用密闭式吸痰，吸痰时机掌握要适当，吸痰前加大氧浓度。

（8）掌握正确的鼻饲技术。患者行肠内营养时，尽量采用空肠鼻饲管，床头抬高30°~45°，鼻饲时液体输注速度20~40滴/分钟，切勿过快以防反流及误吸，密切观察患者面色、呼吸。平卧位时防止呕吐，必要时给予胃肠减压，气管套管气囊放气前彻底吸痰。

（9）每天予以2~3次口腔护理，操作前气囊充分充气，以保持其密闭性。

（10）保持气管切开处敷料和周围皮肤清洁、干燥，每日常规换药1次，若痰液污染敷料，要及时更换。

（11）根据患者的个体差异设置合适的潮气量和气道峰压。

（12）对于年老、体弱、肺部有基础病变者，适当加强营养及免疫支持治疗，必要时予以免疫球蛋白、氨基酸等药物以提高机体抵抗力。

（13）严密观察体温、脉搏、呼吸、血气变化，发现异常及时报告医生处理。

（二）处理

（1）已发生呼吸机相关性肺炎者，遵医嘱尽早选择强力广谱抗生素，然后根据后期药敏结果进行降阶梯治疗。

（2）呼吸道分泌物铜绿假单胞菌培养反复阳性，但无症状者，以勤换药及呼吸机管道消毒和更换为主，待拔管后往往转为阴性。

五、肺不张

（一）预防

（1）应用呼吸机过程中，严密观察管道有无松脱、漏气，观察患者呼吸情况，监测血氧变化。保持患者面部清洁，及时清除油渍、汗渍和口鼻分泌物。每天测量导管距切牙的距离，定时评估呼吸音，定期行胸部 X 线检查，及时了解气管插管的位置，并做好记录。将导管固定牢靠，以导管和系带以及皮肤之间可以容纳一指为最佳。

（2）加强气道湿化，根据痰液的黏稠度、性状、量及管道积水情况，及时了解湿化效果。

（3）鼓励患者早期床上活动，指导有效咳嗽和深而长的胸腹式呼吸，协助患者排痰。疼痛剧烈者予以镇痛。

（4）在应用呼吸机通气过程中，可间隔一定时间适当使用叹息功能。

（5）吸入氧浓度限制在 50% 以下，防止氧中毒所致肺不张。

（二）处理

尽快祛除基础病因。立即采用必要的措施，使患者取头低脚高位，患侧向上，以利引流，如咳嗽、吸痰、24 小时的呼吸治疗与物理治疗仍不能缓解时，或者患者不能配合治疗措施时，应用纤维支气管镜检查。

六、氧中毒

（一）预防

（1）目前尚无可有效逆转氧中毒的方法，适当补充维生素 C 和维生素 E 可配合预防其发生。

（2）预防氧中毒的主要措施是尽量避免 $FiO_2 > 50\%$，或尽早将 FiO_2 降至 50%。

（3）对需要机械通气的患者在氧浓度的选择上应有的放矢，不能因低氧血症而盲目提高氧浓度（如有肺内右向左分流的存在，提高吸氧浓度无效）。同时应辅以其他必要的治疗措施，如应用支气管扩张药、积极排痰、应用强心利尿剂等，必要时可应用 PEEP，使吸氧浓度能保持在会产生氧中毒的浓度以下的水平，同时使 PaO_2 能达到 8.0 ~ 9.33 kPa（60 ~ 70 mmHg）水平。

（二）处理

吸氧过程中，经常行血气分析检查，动态观察氧疗效果。一旦发现患者出现氧中毒，立即降低吸氧流量，并报告医生，对症处理。

七、呼吸性碱中毒

（一）预防

（1）去除过度通气的原因。

（2）合理调整呼吸机参数。

（二）处理

（1）详细分析患者产生过度通气的原因，并尽可能地去除，如患者因疼痛、精神紧张而导致呼吸频率过快，则可使用镇静、镇痛药物或肌松药；如患者存在代谢性酸中毒，可静脉补充碳酸氢钠予以纠正。

（2）调整呼吸机参数

①先将患者的呼吸频率调整至正常水平（16~20 次/分钟），对呼吸频率正常的患者，可将呼吸频率降至正常偏低（10~12 次/分钟）。

②呼吸频率得到控制的基础上，如仍通气过度，可通过调低潮气量来降低每分通气量，降低的幅度可根据 PaO_2 水平分次调整。

③I/E 的调整：在降低潮气量和每分通气量后，最后的调整就是 I/E，对通气过度的患者，可通过调整 I/E 来缩短呼气时间。

八、低血压

（一）预防

（1）祛除病因。

（2）合理调整呼吸机参数。

（二）处理

（1）若患者血压下降幅度较大（舒张压下降大于 30 mmHg），持续时间长，或发生重要脏器灌注不良征象，须核定呼吸机参数（改变 VT、I/E、采用辅助控制通气方式或降低 PEEP 水平等），降低通气量，使气道压力降低，缩短吸气时间，延长呼气时间。

（2）适当补充血容量，使静脉回心血量增加，恢复正常的心排血量。

（3）必要时可应用增强心肌收缩药物，选用氯化钙、多巴胺、多巴酚丁胺或洋地黄增强心肌收缩力。

第八章　简易呼吸器使用常见并发症的
预防与处理规范

一、误吸和吸入性肺炎

（一）预防

（1）使用简易呼吸器前，清理呼吸道分泌物，及时吸痰。

（2）发现患者有分泌物流出或胃内容物返流，应停止挤压呼吸器球囊，立即吸净分泌物或返流物后再行辅助呼吸。

（3）选择合适的球囊尺寸，通气时不可过猛过快。

（二）处理

（1）出现误吸或呛咳症状时，停止球囊的挤压，立即清理呼吸道，并予以高浓度给氧。

（2）必要时气管插管。

二、胃胀气和胃内容物返流

（一）预防

（1）避免通气量过大、通气速度（挤压频率）过快所导致的胃胀气。

（2）检查和调整头部及气道位置，保持正确的体位。

（3）保持气道通畅，及时清理分泌物。

（二）处理

（1）抢救者位于患者头部后方，将头部后仰，保持气道通畅。

（2）禁食，必要时放置胃管持续胃肠减压。

（3）患者取侧卧位，勿挤压腹部，同时清理返流物和（或）呼吸道分泌物。

三、气压伤

（一）预防

（1）应注意频率和患者呼吸的协调性，挤压频率不可过快，潮气量不可过大，挤压时尽量与患者呼吸同步。

（2）潮气量 8~12 mL/kg（通常成人 400~600 mL 的潮气量就足以使胸壁抬起），以通气适中为好，有条件时测定二氧化碳分压以调节通气量。

（3）吸呼时间比成人一般为 1:（1.5~2），慢阻肺、呼吸窘迫综合征患者吸呼比为 1:（2~3），通气时不要用力过猛或过快。

（4）每次使用前要检查压力安全阀。

（二）处理

（1）延长呼气时间。

（2）必要时可手术。

四、通气不足

（一）预防

（1）选择大小合适的面罩，面罩紧扣患者口鼻避免漏气，加压面罩充气 1/2~2/3 满的程度。

（2）正确实施 E-C 手法，充分开放气道，单手挤压呼吸囊的 1/3 为宜。

（3）条件允许的情况下两人配合使用呼吸囊。

（二）处理

（1）重新调整面罩位置，调整 E-C 手法，加大氧流量。

（2）做好气管插管准备。

参考文献

一、著作类

[1] 黄晓军，吴德沛. 内科学血液内科分册 ［M］. 北京：人民卫生出版社，2015.

[2] 谌永毅，李旭英. 血管通道护理技术 ［M］. 北京：人民卫生出版社，2015.

[3] 湖南省卫生和计划生育委员会. 湖南省常用护理操作技术规范 ［M］. 长沙：湖南科学技术出版社，2017.

[4] 李小寒，尚少梅. 基础护理学 ［M］. 7 版. 北京：人民卫生出版社，2022.

[5] 葛均波，徐永健，王辰. 内科学 ［M］. 9 版. 北京：人民卫生出版社，2018.

[6] 吴欣娟，马玉芬，张毅. 神经外科重症护理管理手册 ［M］. 北京：人民卫生出版社，2017.

[7] 尤黎明，吴瑛. 内科护理学 ［M］. 7 版. 北京：人民卫生出版社，2022.

[8] 张素秋. 中医科护士规范操作指南 ［M］. 北京：中国医药科技出版社，2017.

[9] 孙秋华. 中医护理学 ［M］. 4 版. 北京：人民卫生出版社，2017.

[10] 刘明军. 针灸推拿与护理 ［M］. 2 版. 北京：人民卫生出版社，2017.

[11] 高玉芳，魏丽丽，修红. 临床实用护理与安全技术及常见并发症处理 ［M］. 3 版. 北京：科学出版社，2019.

[12] 王洁，张春花. 新生儿常用护理操作技术 ［M］. 北京：中国大百科全书出版社出版，2020.

[13] 王国蓉，郭玲. 肿瘤专科护理技术手册 ［M］. 北京：人民卫生出版社，2021.

[14] 贺连香，张京慧，高红梅. 静脉治疗护理操作技术与管理 ［M］. 长沙：中南大学出版社，2014.

[15] 刘大为. 实用重症医学 ［M］. 2 版. 北京：人民卫生出版社，2017.

[16] 张波，桂莉. 急危重症护理学 ［M］. 4 版. 北京：人民卫生出版社，2017.

[17] 李庆印，陈永强. 重症专科护理 ［M］. 北京：人民卫生出版社，2018.

[18] 杨毅，黄英姿. ICU 监测与治疗技术 ［M］. 上海：上海科学技术出版社，2018.

［19］徐波，陆宇晗. 肿瘤专科护理［M］. 北京：人民卫生出版社，2018.

［20］贾青，王静，李正艳. 临床护理技术规范与风险防范［M］. 北京：化学工业出版社，2021.

［21］井秀玲，周洁，崔海燕. 护理技术 130 项考评指导［M］. 北京：航空航天大学出版社，2019.

［22］吴玉芬，杨巧芳，夏琪. 静脉输液治疗专科护士培训教材［M］. 2 版. 北京：人民卫生出版社，2021.

［23］李乐之，路潜. 外科护理学［M］. 7 版. 北京：人民卫生出版社，2022.

［24］吴惠平，罗伟香. 护理技术操作并发症预防及处理［M］. 2 版. 北京：人民卫生出版社，2023.

二、论文类

［1］王晓玲，张保卫. 微量注射泵注射并发症的原因分析及对策［J］. 中国社区医师（医学专业），2012，14（20）：298.

［2］施毅. 中国成人医院获得性肺炎与呼吸机相关性肺炎诊断和治疗指南（2018 年版）［J］. 中华结核和呼吸杂志，2018，41（4）：255 – 280.